Ich habe meinen Krebs geheilt!

Martin Taučar

Ich habe meinen Krebs geheilt!

Mein Weg durch die Krebserkrankung als Ratgeber für Betroffene

Bibliographische Information der Deutschen Nationalbibliothek
Die Deutsche Nationalbibliothek verzeichnet diese Publikation in
der Deutschen Nationalbibliographie; detaillierte bibliographische
Daten sind im Internet über http://dnd.d-nb.de abrufbar

Impressum:
© 2009 Martin Taučar
Herstellung und Verlag: Books on Demand GmbH Norderstedt
ISBN-13: 9783837088366

Inhaltsverzeichnis

Was ich Ihnen sagen will!

Mein Name ist Martin Taučar. Ich bin einer der vielen, die der Krebs erwischt hat. So wie vielleicht gerade Sie. Voll erwischt. Die Überlebenschance als sehr gering eingestuft.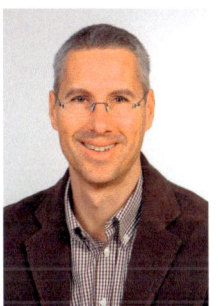

Immer hört und liest man davon: „die Geißel der Menschheit", „...nach langer schwerer Krankheit ...", und doch es hat mich bis vor meiner eigenen Diagnose kaum berührt. Ich habe mir das einfach nicht vorstellen können, dass das mich betrifft. Nein.

Und doch, ich musste erkennen, dass ich plötzlich zu einer anderen Welt gehörte. Zu der Welt der Kranken, wahrscheinlich zu der Welt der zu Verabschiedenden. Und da war ich jetzt, und die Welt rollte einfach ohne mich weiter. Ohne weiter Notiz zu nehmen, so wie sie es immer tat. Ganz einfach. Und ganz ohne dass sonst irgendetwas passiert. Ich war auf der Ausfädelspur des Lebens.

Bei mir ist aber dann der Wendepunkt gekommen. Ich hab auf dem Weg in den Tod umgekehrt. Ich bin zurück ins Leben! Und da bin ich heute noch. Ich hab wieder neue Kraft getankt, ich habe es wieder aufwärts gehen gespürt. Ich hab ein „Wunder" in mir gefühlt. Und dieses „Wunder" hält an. Es ist mein neues Leben. Und ich bin heute gesünder als je zuvor. Ich fühle mich besser als ich es je getan habe.
Das klingt jetzt vielleicht wie eine Geschichte, eine Geschichte von einem anderen Stern. Aber das ist es nicht. Es ist die absolute Wahrheit, ich versuche hier nichts zu übertreiben, ich gebe alles mit größter Sorgfalt wieder.

Das Wichtigste daran ist meines Erachtens aber nicht, dass es so geschehen ist sondern das Wie. Es war kein plötzliches Wunder, auch keine neue Medizin, nein nichts davon. Ich habe da sehr bewusst einen langen Prozess durchgemacht. Ich hab mich eingelesen in das Thema Krebs, ich hab versucht zu verstehen, was da passiert. Und eines Tages hab ich eine Einteilung der Krankheiten in akute und chronische gesehen. Krebs stand da ganz vorne bei den chronischen. Das bedeutete, dass ich meinen Krebs ja schon lange aufgebaut habe. Vielleicht sehr lange. Das heißt aber auch, dass die Summe meiner Lebensumstände den Krebs hervorgerufen haben. Von nichts kommt nichts, gerade auch nicht der Krebs. Und das war der entscheidende Punkt. Ich hab gesehen, dass da was an meinem Leben ist, dass den Krebs ermöglicht hat. Dass also der Krebs nicht mehr von meinem Stil zu leben trennbar war. Und dann die Schlussfolgerung: Ich kann den Krebs nur los werden, wenn ich da etwas ändere an meinem Leben. Auf Dauer ändere. Nur so kann es gehen. Ich glaube das ist die ganz entscheidende Botschaft. Da bin ich ganz fest davon überzeugt, dass man dort ansetzen muss. Und dass man einen Weg einschlagen muss, der eben „krebsfeindlich" ist. Der den Krebs nie mehr hochkommen lässt.

Wie das erfolgt ist, möchte ich in den folgenden Seiten erzählen. Erzählen, damit Sie lieber Leser oder liebe Leserin vielleicht auch einen Anstoß bekommen können. Ein Anstoß, der leider kaum jemals von einem Arzt kommt. Ein Anstoß, dass Sie selbst einen Weg versuchen einzuschlagen, der Sie aus der Krankheit führt. Denn nur Sie können an ihrem Lebensstil etwas ändern. Und damit sind Sie es, der oder die hier den aktiven Part übernimmt.

Ich will hier nicht vermitteln, dass Sie hier nur ein wenig Ihr Leben ändern müssen und schon ist wieder alles gut. Das ist es bestimmt nicht. Freilich ist da eine Menge Behandlung nötig, ja alle mögliche ärztliche Kunst muss dazu helfen, wieder auf die Straße der Gesunden zu kommen. Da kann ich noch viel dazu erzählen. Aber es liegt eben sehr viel am Patienten oder der Patientin selbst, was daraus wird. Meines Erachtens sogar der wirklich entscheidende Teil. Und das will ich darlegen.

Ich erzähle einfach meine Krankengeschichte. Aber nicht nur die medizinischen Fakten, sondern meine Sicht als Patient. Und ich gehe davon aus, dass es Ihnen in vielen Punkten ähnlich ergeht wie mir. Dann lassen Sie uns gemeinsam durch meine Stationen gehen und diskutieren wir an den Blickpunkten jeweils die Sichtweisen. Ich habe dazu meine Schlüsselstellen jeweils extra hervorgehoben.

Mein innigster Wunsch ist es, dass dieses Buch Ihnen neue und vor allem hoffnungsvolle Sichtweisen auf die eigene Krebs-Erkrankung ermöglicht. Und dass Sie nicht der Ohnmacht der unbesiegbar erscheinenden Geißel erliegen, sondern selbst aktiv werden können.

Zudem bin ich tief ergeben dankbar. Dankbar über mein Leben. Dankbar, dass ich das hier und heute erleben darf. Dankbar aber vor allem auch all denjenigen Menschen gegenüber, die mich auf meinem Weg aus der Krankheit begleitet haben. Und das sind viele: Oft waren es nur ein paar Worte, die sie im richtigen Moment für mich parat hatten, oft mal ein Anruf von Freunden oder Verwandten, die mich nicht vergessen haben, oft auch Fremde: Ärzte und andere medizinisch Tätige, die mich als Mensch behandelt haben. Besonders meine Frau, die in dieser Zeit mitgelitten hat und mein Kranksein auch in ihrem Leben Spuren hinterlassen hat. Und über alles meine Kinder, die mir unsägliche Unterstützung gegeben haben. Die noch im Kleinkindalter waren, aber alles mitbekommen haben und tief emotional mitgefühlt haben. Für die ich aber ein Papa sein wollte (und noch immer will), der sie bis ins Erwachsenwerden begleitet. Und deshalb nie aufgehört habe meinen Platz auf dieser Welt zu sehen.

Ihnen aber wünsche ich an dieser Stelle nun von Herzen alles Gute. Alles Gute, dass Sie Ihren Weg finden und gehen. Und dass sie die richtigen Begleiter finden.

Auch freue ich mich ehrlich über eine Rückmeldung zu meinem Buch.

Einen herzlichen Gruß

martin.taucar@aon.at

Vor dem Krebs

Zuerst gebe ich hier einen kurzen Einblick in mein bisheriges Leben. Sie erwarten jetzt vielleicht, dass ich hier etwas erzähle, das besonders schlecht für meine Gesundheit war, oder irgend ein Schlüsselerlebnis, dass zeitlebens auf meinen Schultern lastete. Nein, genau das war und ist bei mir nicht der Fall. Ganz im Gegenteil. Eigentlich hatte ich keine großen Sorgen und auch keine große Last auf meiner Gesundheit. Ich war sogar eher einer von der Sorte, die so gut wie nie krank sind. Ich hatte in den zehn Arbeitsjahren davor vielleicht in Summe 10 Krankenstandstage.

Ich war 38 Jahre alt, lebte zusammen mit meiner Frau Gerrit und unseren beiden Kindern in einem Zweifamilienhaus in der Umgebung von Graz. Victoria war 3½, Nikolaus gerade ein paar Monate alt. Wir hatten beide studiert und einen guten Job. Gerrit war in Karenz. Unsere Einkommen reichten für unser Leben, wirtschaftliche Sorgen kannten wir nicht. Das Haus, das wir 6 Jahre zuvor bezogen hatten war auch in einem guten Zustand. Im Carport stand mein Wunschauto. Von außen betrachtet gab es also keinen Grund zur Klage. Und so fühlte ich es auch: Ich war stolz, dass ich das geschafft hatte und war im Wesentlichen zufrieden. Sicher, es ist nicht alles perfekt und sicher hatte ich auch einmal von der ganz großen Karriere und dem großen Applaus geträumt. Jetzt ist's oberer Mittelstand, aber wie vielen geht es schlechter und wie viele würden sich so ein Leben wünschen? Ich dachte mir, ich darf nicht klagen und ich stellte mich bewusst darauf ein, dass es so passt wie es ist. Ja es war sogar das erste Mal, dass ich mir ein wenig selbst einen Gang zurück gönnen wollte. Ich hatte ja viel Stress hinter mir: Zuerst in der Arbeit, als man mir große verantwortungsvolle Projekte zutraute, dann der Hausbau und dann die Tochter, die unsere ganze Beschaulichkeit auflöste und fast ein Jahr keine einzige Nacht ohne dreimal Aufstehen zuließ. Und dann auch Nikolaus, der auch gerade zur Welt gekommen war. Jetzt hatten wir aber alles Schwere geschafft, dachte ich mir und fühlte Zufriedenheit mit meinem Leben.

Insgesamt meine ich findet man soweit nichts Ungewöhnliches an meinem Leben.

Die ersten Anzeichen

Ich war einer derer, die immer geglaubt haben, dass man es spüren muss, wenn man Krebs bekommen hat. Vielleicht nicht mit großen Veränderungen, vielleicht nicht mit großen Schmerzen, aber doch. Aber so war es gar nicht: Wie gesagt, ich fühlte mich eigentlich wohl und führte kein ungewöhnliches Leben. Ich machte Sport, aber in den vergangenen Jahren ist das immer weniger geworden. Eigentlich hat es sich im letzten Jahr nur mehr auf Kinderwagen schieben und spazieren gehen beschränkt. Und da hatte ich irgendwie das Gefühl, dass ich da mehr machen musste. Ich beschloss Laufen zu gehen. Ein Mal die Woche etwa, im Wald unweit von der Haustüre. Und dann ordentlich, um etwas Energie abzubauen, bis zum Durchschwitzen. So tat ich es auch ein paar Male und nahm dann sogar am Grazer Silvester-Marathon teil. Kurz darauf ereilte mich eine anständige Lungenentzündung und setzte mich mehrere Wochen außer Gefecht. Werde ich nun alt? Ich war bisher praktisch nie krank. Vor allem Erkältungskrankheiten gingen immer spurlos an mir vorüber und jetzt hat's mich so erwischt. Doch ein paar Antibiotika und ich war wieder hergestellt. Im Sommer nahm ich dann am nächsten Laufevent teil. Ein paar Wochen nach der Lungenentzündung legte eine Durchfallerkrankung mit Fieber die ganze Familie lahm. Auch mich. Wieder etwas Ungewöhnliches für meine sonst absolut stabile Verdauung. Da es aber meine Frau und die Kinder genauso getroffen hat, dachte ich mir auch nichts Weiteres und war auch bald wieder in Ordnung. Nur, dass ich immer wieder mal Blutspuren in der Stuhlausscheidung erkannt habe. Nicht jeden Tag, manchmal auch eine ganze Woche nicht, dann aber doch wieder. Es machte mich stutzig.

Im Mai hatte ich ohnehin eine Gesundenuntersuchung am Plan und brachte eben diese Beobachtung vor: Wird wohl noch von dem Virus kommen, da solle ich mir keine all zu großen Sorgen machen, hieß es und ich fühlte mich erleichtert. Im Juni wurde es dann aber auch nicht besser und im Juli beschloss ich, eine Darmspiegelung durchführen zu lassen. Irgendwann als ich beim Bundesheer eine Sanitätsausbildung gemacht hatte, ist das Symptom

Blut im Stuhl besprochen worden. Dass es weh tut, wenn es Hämorriden sind, dass es aber nicht weh tut, wenn es aus dem Darminneren kommt. Und dass das dann Darmkrebs sein kann. Das ist mir von einem Moment auf den anderen wieder eingefallen und ich bekam doch ein wenig Angst. Auch wenn das bei der Gesundenuntersuchung ausgeschlossen worden ist. Ich suchte mir einen bekannten Internisten aus und versuchte einen Termin zu vereinbaren. Das Tonband teilte mir mit, dass er erst wieder im August aus dem Urlaub zurückkehren würde, also beruhigte ich mich wieder und verschob meine Untersuchung auf später. Bin ja eh nur übervorsichtig und es geht mir ja sonst gut. Im August war ich dann noch mit meiner Tochter für 14 Tage am Meer. Wir campierten gemeinsam mit einem Freund, der mit seinen zwei Kindern angereist war. Die Frauen sind jeweils wegen der kleineren Geschwister zu Hause geblieben und hatten sich gegenseitig in dieser Zeit unterstützt. Mein Nikolaus war damals gerade 9 Monate alt. Wir zwei Männer waren also mit den drei Kindern alleine in Kroatien, ein fünfjähriger und zwei dreieinhalbjährige. Kein Urlaub zum Ausruhen, eigentlich schöpften wir fast rund um die Uhr um die Kleinen im Griff zu behalten. Aber ein unwahrscheinlich prägender Urlaub. Victoria kam aus ihrem Glück zwei Wochen lang gar nicht mehr heraus. Schwimmen, Boot fahren, im VW-Bus schlafen, im Freien frühstücken, alles war so anders, alles so neu. Und mich erfüllte das ganze Vaterglück. Ich war Papa, intensiv wie noch nie. Sie war meine Kleine auf die mein ganzer Stolz fiel. Was kann wohl schöner sein, wenn man seine Tochter so liebt?

Und doch, das Blut im Stuhl beunruhigte mich weiter und einmal ist mir auch der Gedanke durch den Kopf geschossen, dass ich etwas Ernstes haben könnte. Dass das vielleicht sogar mein letzter Urlaub gewesen sein könnte. Ich hab's niemandem gesagt, umso mehr grub es dann in mir. Und wieder zurück zu Hause habe ich dann doch alsbald einen Termin zu einer Colonoskopie vereinbart.

Diagnose und Behandlung

1. Phase: Mich trifft die Keule

Ich lag nun da im Krankenhausbett, braungebrannt vom Urlaub und sollte bald zur Colonoskopie abgeholt werden. Ich hatte nun doch ein ungutes Gefühl. Irgendwas stimmt da ja doch nicht in meinem Inneren. Auf der anderen Seite versuchte ich mich wieder selbst zu beruhigen: ich sollte nicht gleich ans Schlimmste denken, es kann ja so vieles andere auch sein.

Ich war dann aber doch froh, dass man mir in der Früh ein Valium gab. Bald drehte sich mein Blickbild und im Nu war ich weg.

Dumpf war es, als ich wieder aufgewacht bin, völlig benommen. Da sah ich meinen Arzt und sofort schoss es mir wieder ein, warum ich dalag. „Wie schaut es aus?" stammelte ich und er nahm meine Hand. Da fuhr mir der Schreck durch alle Knochen. Ich war urplötzlich klar, das Valium wie verdrängt. „Es ist was Bösartiges" hörte ich noch und dann war ich durch das Valium doch wieder eingeschlafen.

Stunden später wachte ich auf und fühlte mich wie nach einem Albtraum. Gefangen, eingekreist und ohne Ausweg. Der Gedanke an den Krebs erfüllte meinen ganzen Kopf. Nur – es war kein Albtraum. Auch nach ein paar Minuten waren die Gedanken noch da. Ich hab mich nicht wieder in einem stillen Raum gefunden und erkannt, dass es sich nur um einen Traum gehandelt haben muss. Nein. Ich war mir sicher, dass mein Arzt von etwas Bösartigem geredet hat.

Ich machte mich fertig und meine Frau hat mich vom Krankenhaus abgeholt. Inzwischen wurde mein Blick wieder etwas klarer und ich war mir doch nicht so sicher, ob ich nicht da etwas im Valium-Taumel geträumt habe. Ich versuchte mir das sogar einzureden, aber so richtig ging das nicht. Am Nachmittag fuhr ich dann sogar wieder arbeiten. Noch war ich offenbar doch sehr in meinem Berufs-Alltag gefangen.

Irgendwann so zwischen zwei Besprechungen rief ich dann den Arzt an, der mir in der Früh in den Darm geschaut hatte. „Sie haben einen Tumor im Darm, der muss operiert werden". So, jetzt war es klar. Ich bin krebskrank. Es gibt kein vielleicht oder geträumt mehr. Ich habe Krebs. Auch das am Befund etwas falsch sein könnte, war auszuschließen.

Krebs. Krebs muss weg. Wie geht das schnellst möglich? Wie ein Blitz sind mir tausend Gedanken durch den Kopf gefahren. Und dann redete der Arzt weiter. Er habe für mich gleich 2 Tage später ein Bett in einem Krankenhaus reserviert, für weitere Voruntersuchungen. Ein Telefonat – vielleicht 3 Minuten – aber ein Wendepunkt in meinem Leben. Was nun? Was soll jetzt geschehen?

Ich wusste, ich muss was tun. Ich war im Dienst und sobald ich den nächsten Kollegen treffe, ist das keine normale Arbeits-Begegnung mehr. Nichts ist mehr normal. Und das Projekt, das gestern noch wichtig war hat keine Bedeutung mehr für mich. Gar keine, weil ich es gar nicht werde weiterführen können. Und ich musste mich entscheiden. Entscheiden ob ich meinen Kollegen nun die Wahrheit erzähle oder mich zurückziehe, die Krankheit als Privatsache sehe und mir dann halt irgendeine Abschwächung einfallen lasse. Ich wusste, ich stehe von einer Sekunde auf die andere im Interesse aller, wenn ich die volle Wahrheit sage. Und das sind mindestens 100 Kollegen der Informatik-Abteilung, die im selben Haus arbeiten und bald darauf noch viele viele andere, die in derselben Firma beschäftigt sind. Oder ich erspare mir den ganzen Wirbel, sage nur, dass ich eine Darmoperation vor mir habe und komme eben nach ein paar Wochen oder vielleicht 1,2 Monaten wieder. Ich musste mich entscheiden.

Und irgendwie kam mir dann mein Problem zu groß vor. Zu groß, dass ich es bei mir behalten könnte. Zu groß auch, dass ich mich durchsah, das alleine mit mir auszumachen. Und dann hab ich die erste ganz wichtige Entscheidung für den weiteren Krankheitsverlauf getroffen:

Krebs ist zu schwerwiegend, um alleine damit klarzukommen. Ich erzählte jedem von meiner Krankheit, egal ob der jetzt damit was anfangen konnte oder nicht.

Das klingt jetzt vielleicht etwas ungewöhnlich, aber es war der erste richtige Schritt um nicht zu verzagen. Ich habe mir also vorgenommen offen mit meinem Krebs umzugehen. Der Effekt war genial. Das bewirkte, dass ich mich von meinen Kreisgedanken befreien konnte. Es bewirkte, dass mir so viele Leute, sogar fremde Leute unwahrscheinlich viel Hilfe zukommen ließen. Es bewirkte, dass mir mein jeweiliges Gegenüber oft Dinge widerspiegelte, die ich selbst durch die Aufregung vielleicht nicht mehr gesehen hätte. Es bewirkte letztlich auch, dass ich den Krebs mehr und mehr als einen Teil von mir sehen konnte und das eröffnete wiederum Ansichten, die meiner Meinung nach heilungsbestimmend sein können. Aber davon noch später.

Mein erstes „Opfer", dem ich von meinem Krebs erzählte, war mein unmittelbarer Kollege. Er sollte es wissen, weil er mich während meiner Abwesenheit ja vertreten musste. Ich war unsicher, wie er meine Botschaft aufnehmen würde. Bestürzt? Gelassen? Sonst was? Er vernahm meine Worte und erstarrte. Wurde blass, die Augen weit geöffnet. Schnappte nach Luft und es war ganz still für ein paar Sekunden. Er musste tief durchatmen. Mir wurde bewusst, ja ehrlich gesagt durch seine Reaktion erst, ich war schwer krank. Schwerst krank. Körperlich fühlte ich mich ja immer noch völlig OK, mir tat ja nicht irgendetwas weh oder wäre schwach oder so was. Jetzt erst hab ich's ganz kapiert. Das war schon gut so, dass ich meinen Krebs erzählte.

Wir beruhigten uns beide wieder und klare Gedanken kamen wieder zurück. Es war zu handeln und als erstes brauche ich einen guten Operateur. Und mein Kollege nannte mir gleich einen Namen, den er wusste. Und das war schon das nächste Wichtige: Ich erkannte, dass ich in nur 2 Tagen den besten Operateur in Graz finden müsste. Wie vorgehen? Mir kam die Idee, dass ich nun möglichst vielen meinen Krebs erzähle und gleich die Frage nach einem guten Operateur anhänge. Das war ein Volltreffer. Binnen weniger Stunden hatte ich ein paar Namen und die jeweilige Häufigkeit an Nennungen. Der mit den meisten Nennungen musste der beste sein und ich entschloss mich, diesen als meinen Operateur auszuwählen. Ich hatte in den nächsten paar Stunden nichts anderes getan, als möglichst allen Leuten meinen Krebs zu erzählen. Besonders suchte ich die aus, die medizinisch belegt waren. Schon nach wenigen Telefonaten zeigte sich ein klares Bild. Es gab einen Favoriten in Graz, er sei der beste Spezialist für mich. Wie gut es war, den vor dem ersten Krankenhausaufenthalt zu wissen, zeigte sich dann später. Es war jedenfalls ganz wichtig.

Noch einen Tag verbrachte ich an meinem Arbeitsplatz. Ich wollte meine Tätigkeiten geordnet übergeben. Das war mir irgendwie ein Anliegen, dass ich meine Projekte jetzt nicht einfach so stehen lasse. Ich war auch noch viel zu sehr im Alltag festgefahren, als dass ich jetzt einfach loslassen und mich auf anderes konzentrieren konnte.

Am Mittwoch dann ging ich ins Krankenhaus. Nur zur Operations-Voruntersuchung, sagte man mir, 2 Tage. Ich bezog ein sonnendurchflutetes Zimmer. Ich hatte gefasste Angst. Angst, was weiter kommen würde, aber gefasst, weil es sich ja nur um die Operationsvorbereitung handelte. Dass das Zimmer sonnendurchflutet war, bedeute mir viel. Es war nicht wie sonst. Ich freue mich immer, wenn die Sonne scheint. Diesmal war es aber ganz intensiv, wie die Sonne meine Stimmung beeinflusste. Wie ein Licht, dass mich streichelt, ein Licht, dass mich beruhigt. Ich merkte, dass nicht nur meine Angst an mir nagte, sondern auch das Rad des Alltages, das ich nicht so einfach verlassen konnte. Gestern war noch wichtig, dass ich meine Projektergebnisse bringe und zwar zeitgerecht. Alles Denken kursierte um die vereinbarten Zeitziele, die oft nur mit Mühe zu schaffen waren. Jedes Mal die bange Frage ob sich das wohl ausgeht und dass da nicht irgendetwas Unvorhergesehenes dazwischenkommt. Dauernd Druck. Heute dann Warten. In erster Linie Warten. Verwarten von Zeit. Dazwischen wurde ich zu einzelnen Untersuchungen abgeholt. Die Pfleger kamen immer mit der Frage ob ich Gehhilfe bräuchte. Ich? Wieso Gehhilfe? Mir fehlt doch nichts. Und schon wieder ist es mir durch den Kopf geschossen: Nein, ich bin krank.

Krebskrank. Die Frage ist berechtigt und ich gehöre jetzt nicht mehr zu den Gesunden. An das musste ich mich erst gewöhnen und irgendetwas in mir wehrte sich da fürchterlich dagegen.

Die Untersuchungen dienten dazu, die Operationsfähigkeit festzustellen und auch ob sich im Körper Metastasen gebildet haben. Ersteres hatte ich nie bezweifelt, aber zweiteres war wieder einmal so eine Frage, die ich nie gedacht hätte, dass sie bei meiner „Gesundheit" einer überhaupt stellen würde. Kann das wirklich sein, dass da bereits Metastasen sein würden? Allein dass das untersucht wurde, machte mir große Sorgen. Gibt es das, ich fühle mich völlig gesund und man untersucht mich da schon auf Metastasen hin? Metastasen? Das bedeutet wohl den Tod, war damals meine Einstellung. Zum Glück kam da bald ein gutes Ergebnis und ich brauchte mich damit vorerst einmal nicht mehr auseinandersetzen. Ich weiß nicht, wie ich damit hätte umgehen können. Auf so etwas wäre ich einfach nicht vorbereitet gewesen. Krebs, ja. Im Untergrund ist immer klar, dass das kommen kann. Aber Metastasen? Nein. Ein ganz wenig Vertrauen habe ich zu diesem Zeitpunkt wieder gefasst: Mein Körper lässt mich doch nicht im Stich. Ganz schlimm kommt es doch nicht. Eine Operation muss halt sein, aber dann wird's wieder gut.

Es war vielleicht ein Glück, dass ich damals nicht mehr wusste. Krebs gehört weg und wenn er lokal begrenzt ist geht das. Wenn nicht, eben nicht. So einfach dachte ich mir die Welt. Und mit diesem Modell bin ich erst einmal durchgekommen.

Am Ende der Untersuchungsreihe hatte ich ein ärztliches Gespräch. Man erklärte mir meine Befunde und dann sollte eigentlich gleich ein Operationstermin ausgemacht werden. Hätte ich da nicht schon einen Operateur für mich ausgewählt gehabt, so wäre ich ohne selbst etwas dazu beisteuern zu können an den nächsten freien Arzt zugewiesen worden. Das geht so schnell, da kommt man mit seinen verstörten Gedanken gar nicht mit. Auch wenn alle ausgesprochen respektvoll mit mir umgegangen sind. Dennoch, in so einer Situation ist es schwer einen klaren Gedanken zu fassen. Dass ich meinen Operateur schon zuvor ausgewählt hatte, war jetzt ein Glücksfall. Ich war mir so sicher, dass da ein sehr guter Operateur ans Werk musste, ich hatte kein Vertrauen zu dem Arzt, der gerade Dienst hatte. Kein Vertrauen für so eine große Operation. (Für mich war sie fast unvorstellbar groß, aus professioneller Sicht ist's wahrscheinlich ganz anders). Und die Ärzte vor Ort ließen mir auch meinen Wunsch, ja stellten sogar den Kontakt her.

Übers Wochenende war ich dann wieder zu Hause, erst am Dienstag drauf sollte mein Gespräch mit meinem Operateur stattfinden. Es war einfach ein normales Wochenende, aber für mich gab's nichts mehr Normales. Ich bin am Sonntag gerne unterwegs, wenn es geht unternehme ich einen Ausflug mit den Kindern. Das Wetter war auch noch schön. Und unsere Freunde, der Mann, mit dem und den Kindern ich zusammen den Campingurlaub verbrachte und seine Frau mit dem dritten Sohn, die wollten wir auch sehen. Also verabredeten wir uns zu einem Tierparkbesuch in der Nähe der Teichalm etwa 30km nördlich von Graz. Wie wir es schon öfter getan hatten sind wir alle vier zu ihnen gefahren und von dort als zwei Familien im Konvoi weiter. Es war wie schon öfter, nicht anders. Aber ich hatte einen Kopf, den immer wieder der Krebsgedanke einfing. Ganz schlimm war es, als wir an Frohnleiten vorbeifuhren. Frohnleiten, das verbinde ich mit schönen Kindheitstagen. Meine Eltern hatten nicht weit einen aufgelassenen Bauernhof als Wochenendhaus gemietet und in Frohnleiten waren wir immer, wenn wir von dort einkaufen gefahren sind. Ich sah die Gefahr, dass ich da heute das letzte Mal vorbeifahre. Mir schossen während der Fahrt die Tränen ein und ich bekam so ein Gefühl, dass ich nur in meine Kindheit zurück wollte. Nicht weg von dem Ort! Kein Krankenhaus! Kein Krebs! Reißt mich da nicht weg!

Überhaupt begannen meine Kindheitserinnerungen ungemein an Bedeutung zu gewinnen. Das zieht sich durch die ganze Krankheitsgeschichte. Das hier aber war so einer der ersten Augenblicke, an dem mir mein Leben begann als endlich zu erscheinen. Bislang war ich immer jung und irgendwann werd ich alt, irgendwann unvorhersehbar weit weg. Jetzt aber sah ich plötzlich, dass das Leben zwei Enden hat. Eines vorne, das hatte ich schon und eines hinten. Und ich war nur dazwischen auf einer Strecke. Das war etwas ganz Neues für mein Bewusstsein. Sicher, rational betrachtet war das immer schon so, aber gefühlt habe ich ganz anders.

Zwei Tage später hatte ich den Termin bei meinem Operateur. Er kannte meine Befunde bereits und erklärte mir, wie die Operation verlaufen würde. Er hatte so ein Formblatt, auf dem ein Darm aufgezeichnet war und sagte mir, welchen Teil er wegschneiden werde. 40cm ca. müssten rausgenommen werden. Und das ganze Umgebungsgewebe dazu. Geschnitten wird von vorne durch die Bauchdecke. Die beiden Darm-Enden würden dann mit einer Maschine vom After aus wieder zusammengeflickt.

Meine bangste Frage war, ob ich einen Seitenausgang bekommen würde. Seitenausgang – mit Sackerl zur Entleerung. Das wollte ich nicht. Damit wäre ich nicht mehr richtig mobil und es würde mir davor ekeln. Was ist, wenn das jetzt sein muss? Halte ich das aus? Mir ist das zu viel. Aber er konnte es nicht beantworten. Das könne erst während der Operation entschieden werden, sagte er. Bange bleibt.

Dann erzählte er mir von den anderen möglichen Nebenwirkungen: Darmverschluss: Das kenne ich, hatte meine Schwiegermutter einmal. Das wird mir doch nicht auch passieren? Impotenz, weil nahe an den Nervensträngen geschnitten werde, die die Sexualorgane versorgen, Chance 25%. Wie kann ich ohne Sexualität weiterleben? Kann ich mir das vorstellen? Eine Narbe – den ganzen Bauch vertikal entlang. Entstellt das? Kann ich wieder einmal an den Strand damit?

Ich war froh, dass wir einen baldigen Operationstermin ausgemacht hatten und dass der Eingriff in einem Sanatorium gemacht werden konnte.

Ich hatte jetzt noch ein paar neue Themen zu bewältigen. Eigenartigerweise war ich jetzt aber eher aufgekratzt als niedergeschlagen. Ich hatte Mut entwickelt. Die Operation geht bald los und dann hab ich's vorbei. Nur noch ein wenig durchhalten. Der Kopf wurde wieder klarer und ich konzentrierte mich mit vollen Sinnen auf meine Operation. Und dass da eh alles gut gehen würde. Der Krebs trat in dieser Phase eigentlich in den Hintergrund. Ich hatte ein wenig Schiss vor der Operation, es war schließlich die erste größere Operation für mich und ich mag es eben nicht sehr wenn jemand an meinem Körper herumschnipselt. Die Tage bis hin zum Operationstag verbrachte ich intensiv mit den Kindern. Ich wollte die Zeit einfach auskosten so gut es ging und mich ablenken.

9. September: Ich kam im Sanatorium an und bezog mein Zimmer. Freundlicherweise hatte man mir ein Einzelzimmer zur Verfügung gestellt. Ich glaube, alles andere wäre schwer zu ertragen gewesen. Jetzt merkte ich schon, dass ich ordentlich zu kämpfen hatte. Aber ich durfte nicht schwach werden. Morgen werde ich operiert. Nur das zählt jetzt. Ich hatte mich jetzt voll auf die Operation eingestellt. Einerseits Angst, dass alles gut geht, andererseits Vertrauen, da ich nun nicht mehr viel selbst dazu tun könnte. Im Laufe des Nachmittages musste ich noch 4 Liter einer Glaubersalzlösung trinken, um allen Darminhalt zu entleeren. Dann war ich so erschöpft, dass ich bald einschlief.

Am nächsten Morgen ging alles ganz schnell. Ich wurde auf den Operationstisch gebracht. Noch einmal eine Colonoskopie, damit die Lage des Tumors genau ausgemessen wurde. Dann musste ich mich soweit ans Ende des Operationstisches legen, dass das Gesäß bereits über den Rand hinunter hing. Eine höchst unbequeme Stellung und ich fragte mich, wie ich das länger aushalten könnte. Aber da wurde mir schon die Narkose in die Venen gespritzt, mein Gesichtsfeld drehte sich einmal und ich war weg …

Als ich wieder ein wenig zu mir kam – es war bereits späterer Nachmittag, hatte ich höllische Schmerzen. Ich konnte mich nicht bewegen, ich hatte die Augen zu, aber ein wenig konnte ich hören. Die Schmerzen waren genau dort, wo ich über den Rand des Operationstisches gelegen war. Ich schwitzte und eine ältere Schwester wechselte mir den Verband. Sie hatte eine ganz beruhigende Stimme und sprach in regelmäßigen Abständen mit mir. So wusste ich wenigstens, dass ich noch lebe. Schmerzen. Dann schlief ich wieder ein.

Im Halbschlaf kam meine Frau zu mir und sagte „kein Seitenausgang". Mehr konnte ich nicht vernehmen. Doch die größten Ängste waren weg: Ich lebe noch und habe keinen Seitenausgang. Finster.

Am folgenden Morgen wachte ich in meinem Krankenzimmer auf. Ich schaute mich um. Aus der Nase einen Schlauch, aus dem Bauch Schläuche, an der Schulter ein Schlauch, im Ellbogen ein Schlauch. Aber ich fühlte mich nicht schlecht. Ich hatte die Operation geschafft und habe keinen Seitenausgang bekommen. Ich griff zum Telefon und rief alle Verwandten an. Die wunderten sich nicht schlecht. Ich scherzte sogar ein wenig. Jetzt war ich zwar krank, aber es konnte nur mehr besser werden. Ich bräuchte nur mehr abzuwarten bis ich wieder gesund würde…

2. Phase: Alles ganz normal?

Ich fühlte mich nun also krank. So krank, dass ich gepflegt werden muss. Zu schwach, selbst irgendeinen Schritt zu tun. Aber dafür hatte ich das Vertrauen, dass mich die ärztliche Kunst wiederherstellen würde. Dieses Gefühl mag für das erste nun sogar berechtigt gewesen sein. Viel später erkannte ich aber, dass das kein Heilrezept ist. Aber dazu komme ich noch.

Vorerst war ich nur einmal froh, dass ich die Operation überstanden hatte. Mir hingen aus allen möglichen Körperöffnungen – auch dort wo früher noch keine waren – Schläuche heraus. Bewegen konnte ich mich damit kaum und mein Bauch tat auch noch gehörig weh. Aber die Lage war erst einmal eine stabile. Ich machte große Fortschritte und nach vier Tagen konnte ich das erste Mal wieder selbst Nahrung zu mir nehmen. Noch zwei Tage später konnte ich ein klein wenig aufstehen. Es war wie eben bei anderen Krankheiten oder Verletzungen: Zuerst liegt man da, völlig hilflos und mit Schmerzen, aber es geht eigentlich sehr schnell und man kann schon bald erkennen, dass es wieder aufwärts geht.

Nach einer Woche Krankenhaus haben meine Eltern angekündigt meine Tochter Victoria mitzubringen. Ich hatte solche Sehnsucht nach meinem Kind. Ich hatte noch ganz die glückliche Zeit unseres Urlaubes im Kopf. Durch und durch. Wie schön, dass sie jetzt endlich zu mir konnte. Gleichzeitig fürchtete ich ihren Besuch aber. Wie kann sie mit 3½ Jahren damit umgehen, dass der Papa im Bett liegt und nicht aufstehen kann? Und vor allem da ich sie ja 14 Tage vorher am Meer so oft gehoben habe. Zum Gaulen, zum Liebkosen, zum Befördern, immer wieder hochgehoben.

Knapp nach drei ging die Türe auf. Ich war voll Freude erfüllt. Und da ist sie direkt auf mich zugekommen. Langsam und behutsam. Sie hat sich auf mein Bett gesetzt und meine Hand genommen. Diese hat sie dann gestreichelt. Mit ihren weichen Patschhänden mir über den Handballen gestreichelt. In dem Moment hab ich gewusst, sie weiß Bescheid. Sie hat verstanden, dass das jetzt kein Spiel war. Sie wusste, dass es was Ernstes war, warum ich dalag. Und sie wollte voll ins Geschehen. Sie wollte bei mir sein, sie wollte ihren Papa haben. Dies alles hat sich in einigen wenigen Sekunden abgespielt. Es war so ein Augenblick für mich, wie er einfach unauslöschlich ist.

Wieder ein paar Tage später habe ich die letzten Schläuche aus meinem Körper bekommen. Die Drains aus dem Bauchraum heraus. Luft holen, dann Atem festhalten hat mein Operateur empfohlen. Dann hat er selbst Luft geholt und mit einem mächtigen Ruck die Drains aus meinem Bauch gerissen. Ein jäher Schmerz ist mir durch und durch gefahren, die Schweißperlen auf der Stirn. Aber außer einem überdimensionalen Pflaster am Bauch – so etwa 30 cm lang – hatte ich wieder alles soweit beisammen. Jetzt fehlten nur mehr das Herausziehen der Klammern und Nähte sowie der histologische Befund. Ich war ganz und gar drauf, die Schritte Stück für Stück abzuhaken und dann wieder ganz normal in mein bisheriges Leben zurückzukehren. Scheinbar.

Das Entfernen der Klammern und Nähte ging planmäßig vorbei. Dann aber kam der histologische Befund: Der Krebs war nicht mehr nur im Darm geblieben, nein, er war bereits ausgetreten und hatte das umliegende Gewebe erfasst. Auch die mitherausoperierten Lymphknoten waren befallen. In 20 von 45 Knoten hatte man Krebszellen entdeckt. Dabei hatte mein Operateur, der mir den Befund brachte, eine eigenartig andere Stimmlage als sonst. Er konnte es nicht verbergen, sagte aber auch nichts dazu.

Er werde für mich die nächsten Schritte einleiten. Diese fallen außerhalb seines Gebietes, meinte er noch. Dann verabschiedete er sich von mir.

Ich bedankte mich für die Information und wollte es zuerst gar nicht glauben. Warum muss das sein? Ist diese Operation noch immer nicht genug? Irgendwie bekam ich einen Ärger auf das was da geschah. Ich will das nicht! Chemotherapie, Strahlentherapie? Auch das noch! Es reicht doch schon!

Trostvoll war nur, dass jetzt einmal eine Pause kam. 5-6 Wochen sollte ich mich jetzt ausruhen. Die Operation verkraften. Und ohne mein fehlendes Darmstück zurechtkommen. Erst dann sollte es wieder losgehen.

So ging ich nach weiteren zwei Tagen nach Hause. Dass da in ein paar Wochen auch noch eine Strahlentherapie kommen sollte und dann eine Chemotherapie war zwar wie ein schweres Paket, das ich mit mir trug, aber es belastete mich vorerst nicht sehr. Ich war glücklich wieder aus dem Krankenhaus heraußen zu sein. Wieder zurück bei der Familie. Kurze Spaziergänge waren auch bald wieder möglich, auch kurzes Autofahren. Sehr schwach war ich halt noch und jetzt stellten sich Heilungserfolge in nur mehr viel kleineren Schritten ein als am Anfang.

Meine Frau war noch in der Babypause. Die Tochter besuchte, zumindest halbtags, den Kindergarten, der Sohn war noch ein Säugling. Auch wenn es da ganz schön rund ging, ich konnte zu Hause nur sehr wenig beitragen. Zwischendurch musste ich mich eine Zeit lang hinlegen, dann konnte ich wieder ein wenig am Familiengeschehen teilnehmen. Heben jeder Art war mir verboten. So sehr ich es auch genoss in der Nähe von Gerrit und den Kindern zu sein, so sehr musste ich mich auch zwischendurch ausklammern. Weinen, Quietschen, Laufen, alles konnte mich stressen. Nach einiger Zeit Rückzug ging es dann wieder ein wenig.

Ich wollte diese Rückzugszeiten aber nicht einfach verstreichen lassen. So dachte ich mir, ich werde, um die Zeit zu nützen, eine Programmiersprache von Grund auf lernen. Ich bestellte mir da Lehrbücher und klemmte mich hinter den PC. Ich würde das sicher gut einsetzen können, wenn ich wieder in den Dienst zurück komme, dachte ich mir damals.

Leute, mit denen ich zum Reden kam, hatten mir alle versichert, dass heute schon sehr viele Leute eine Chemotherapie bekommen. Und dass es da schon gute Chancen gibt. Mein schweres Paket drückte zwar manchmal, aber solche Aussagen ließen es dann wieder erträglicher werden und für die nächsten paar Tage war es dann wieder egal, dass die Chemo vor mir stand.

Auch nahm ich mit dem Leiter der Onkologie Kontakt auf und wollte wissen, wie er meine Lage sieht. Er machte eine eher ernste Miene und meinte, dass es in meinem Fall doch ein hohes Risiko gäbe, dass nach der Chemotherapie der Krebs wieder zurückkäme. Bumm. Tiefschlag. Er war bislang der einzige, der mich in der Klarheit darauf aufmerksam gemacht hat. Es war 30. September, also ein Monat nach der ersten Diagnose.

> **Ich hörte und verstand zwar die Prognose, jedoch im Inneren konnte ich damit nichts anfangen. Ich hielt es in Wahrheit nicht für real, auch wenn ich es mitten ins Gesicht gesagt bekommen habe.**

Ich fühlte mich nach einer Schrecksekunde wieder wie ein ganz normaler Kranker, der einfach seine Zeit braucht um wieder auf die Beine zu kommen. Ganz aber sicher, dass er wieder auf seine Beine kommt. Ich hielt es für eine Sache von Glück gehabt oder Pech gehabt, ob das Ganze gut geht. Und ich fühlte mich als einer, der eher das Glück hat in solchen Situationen. Warum sollte ich mich also fürchten?

So machte ich also meine Programmierübungen weiter. Aus heutiger Sicht ist das für mich so wenig nachvollziehbar, aber damals dachte ich, ich habe mein Steckenpferd gefunden, das mich wieder zurück in die Arbeit bringen wird.

3. Phase: Was ist, wenn ich sterbe?

Einmal zum Frühstück – es war etliche Wochen nach dem Besuch beim Onkologen – habe ich dann die Zeitung aufgeschlagen. Und weil ich die Blätter nicht als Ganzes erwischt habe, ist sie bei den Parten aufgegangen. Wenig darauf konzentriert las ich eines davon. Ein Mann, er war ungefähr in meinem Alter war gegangen. Seinen Namen kannte ich nicht. Sein Partentext begann mit „Nach langer schwerer Krankheit …". „Nach langer schwerer Krankheit" – da zuckte es mich zusammen. Der hatte Krebs! Er war an Krebs gestorben. Ich habe auch Krebs. Ich, ja ich. Und mir hat man gesagt, dass das Risiko groß sei, dass der Krebs wiederkäme. Wumm! In diesem Moment bin ich mir vorgekommen, wie aufgewacht und am Nachtkästchen angestoßen. Der Lack war ab, die ganze Fassade ist in sich zusammengebröckelt.

Es war doch nicht so leicht, wie ich es bis jetzt gedacht hatte. Ich hatte mich die ganze Zeit verschätzt, ich hatte die ganze Zeit einem falschen Bild nachgehangen. Ich war in den falschen Waggon eingestiegen und fuhr in die falsche Richtung! Ich muss ja eigentlich ganz andere Themen in den Vordergrund schieben.

So nach und nach begann ich in ein tiefes Loch zu fallen. Das dauerte noch ein paar Tage, aber dann war ich so weit. Ich musste mich mit dem auseinandersetzen, was vor drei Monaten nicht einmal einen Augenblick lang für mich ein Thema war: Der Tod, und dass er auch bei mir kommen kann. Und das war ganz dringend notwendig.

Ich hatte Angst und ich fühlte mich zugleich ohnmächtig. Zunächst versuchte ich mich noch selbst zu beruhigen, aber dieses Gefühl, dass der Tod wartet, kann man nicht einfach wegschieben. Das kommt immer wieder. Ich hörte im Fernsehen, dass ein bekannter Schauspieler gestorben ist und schon wieder rückte meine eigene Todesangst in den Vordergrund. Ich sah irgendwo an einem Gebäude eine schwarze Fahne und es setzte mir einen Stich ins Herz. Wenn ich meine Tochter in der Früh im Kindergarten absetzte und sie mir sehnsuchtsvoll einen Blick nachwarf, kamen mir fast die Tränen. Sehe ich sie zum letzten Mal? Der Gedanke, dass der Tod auf mich warten könnte, füllte mich immer mehr aus. Immer mehr. Ich begann sogar nur mehr schwerere Musik zu hören, ich konnte die Happy-peppy-Melodien im Radio plötzlich nicht ausstehen.

Ich stoppte meine Programmierübungen und wechselte auf die Internetseite der Pensionsversicherungsanstalt. Ich recherchierte wie viel Anspruch auf Witwen- und Waisenpension im Falle meines Ablebens für meine Familie bestünde. Auch rechnete ich aus den privaten Versicherungsverträgen jene Summen zusammen, die im Falle meines Todes als Einmalzahlungen fällig würden. Ich kam sogar soweit, dass ich wusste, dass meine drei ohne mich zurechtkommen würden. Sicher, sie hätten nicht das große Geld, aber zum Überleben würde es allemal reichen.

Dann stellte ich mir meinen Tod bildhaft vor: Zuerst einmal das Sterben selber. Ich sah mich mit Schmerzen und immer schwächer werden. Ich sah meine Mutter, die heulend bei meinem Bett saß. Ich sah meine Kinder, die nicht verstehen konnten was vor sich ging. Und ich sah meine Frau, die zwischen Kinderstress, Trauer und dem Leid der anderen Angehörigen fast aufgerieben wurde. Und dann sah ich aber auch, wie alle noch einmal zu mir kommen wollten und es tat mir gut. Dann aber war es vorbei und die eine Bestattung war zu organisieren. Ein Sarg, Kerzen, ein Parte. „Nach langer schwerer Krankheit …" – Nein, stopp, stopp. Es muss ein anderer Text sein. Ich will das nicht. Nicht so eine Umschreibung, nicht so eine fast verächtliche Daneben-vorbei-Formulierung. Nicht so wie all die anderen auch. Ich will eher was Grausames, etwas dass sagt wie es mir dabei geht. So was wie „Der Krebs hat ihn aufgefressen…" oder „Er hatte gekämpft, aber der Krebs war stärker!". Und schließlich war der Tag der Beisetzung gekommen. Ich sah sie alle sitzen. Musik zuerst, dann eine Ansprache. Eine von meiner privaten Seite, vorgetragen von meiner Frau. Sie schaffte das grandios. Und eine von meiner Dienststelle. Von meinem Vorgesetzten. Der tat sich schwer und machte es dennoch sehr gefühlvoll. Beim Leichenschmaus stand ich dann ein letztes Mal im Mittelpunkt.

Dann aber mussten sie alle wieder in ihr Leben zurück. Im Dienst löschte man meinen Windows-Account. Damit existierte ich nicht mehr, es gab mich einfach nicht mehr. Für ein paar Tage hängte man noch die schwarze Fahne hinaus, aber dann waren meine Spuren völlig verwischt. Zu Hause machte man sich daran, meine Sachen zu entrümpeln. Schwer war es für alle sich von den Dingen zu trennen und dennoch musste es sein. Sie mussten sich auch neu organisieren, manches vielleicht auch anders machen als wir es zusammen immer gewohnt waren. Letztlich blieben nur ein paar Fotos in den Alben von mir. Fotos zu denen meine Kinder Papa sagen konnten. Nicht mehr. Und ein Foto wurde auf dem Regal neben dem Wohnzimmertisch aufgestellt. Da lächelte ich herunter. Gleich neben der Schwiegermutter. Da konnten sie mich anschauen, aber eben nicht mehr. Manchmal am Sonntag spazierte meine Frau mit den Kindern zum nahen Friedhof. Und dort versuchte meine Frau den Kindern zu erklären, wer der Papa war, aber sie konnten das nicht wirklich aufnehmen. Das war's.

Etwas Persönliches sollten die Kinder noch von mir haben. Etwas, das nur für meine Tochter und etwas das nur für meinen Sohn war. Ein Brief. Ein Brief, weil ich da noch ein paar direkte Worte an sie richten konnte. Wie sehr ich sie liebe. Und dass sie mich immer wie einen Schutzengel mittragen. Unsichtbar, aber mit guten Gedanken leitend. Und einer der sie liebt und an sie glaubt. Ich werde in elektronisch verfassen, dachte ich mir. Dann kann er nicht so einfach verloren gehen. Und schon entstanden die ersten Textpassagen in meinem Kopf.

Nein, Nein, Nein. Das soll nicht sein. Ich habe mich so auf das Erwachsen-Werden der Kinder gefreut. Ich will ihnen viel von der Welt zeigen, sie zu allem mitnehmen, was es an Unternehmungen gibt. Ich will ihnen ein Gefährte sein auf ihrem Weg in die Selbstständigkeit. Sie in den Kindergarten führen, bei den ersten Schulschwierigkeiten helfen, die Freude über jeden Erfolg erleben, die Kämpfe in der Pubertät und auch ihr erstes Verliebt-sein. Da habe ich meinen Platz. Da habe ich meine Aufgabe. Es ist noch zu früh um abzutreten. Da fehlt noch was … Und ich will auch selber noch leben. Für mich selbst.

Zu diesem Zeitpunkt machte ich mir also wirklich Gedanken darüber, ob ich nun leben will oder nicht. Und ob es Sinn hat zu bleiben. Ob es sich lohnt, dafür zu kämpfen. So einen Gedanken würde man als Gesunder – no na – mit einem klarem Ja beantworten. Aber angesichts eines möglichen bevorstehenden Todes hat die Frage ganz anderen Tiefgang. Es war die Frage an mich selbst wohin ich gehen will, die Frage ganz nach innen.

Ich bekam von meinem Innersten die Antwort und sie bedeutete, dass ich auf der Erde bleiben will.

Die nächsten Wochen waren dann die schwierigsten. Ich wusste wohin ich wollte, aber ich sah keinen Weg dazu. Gleichzeitig rückte der Termin für meine Radio-Chemotherapie näher. Das hätte eine Bestrahlungstherapie mit gleichzeitiger Chemotherapie sein sollen. Bei meinem Aufnahmegespräch teilte mir die zugeteilte Ärztin mit, dass diese Therapie meine Chancen um 50% verbessern würden. Sie sagte mir aber ausdrücklich dazu, dass sie auch nicht mehr als 50% versprechen könne. Und außerdem halte der Körper nur einmal so eine Therapie aus. Anschließend ist man „austherapiert", also seinem Schicksal frei überlassen. Da fing es bei mir wieder zu graben an. 50% von was? Von einer Überlebenschance von 70% oder von 10%?. Wenn es ersteres ist, geht das ja noch OK, aber wenn es zweiteres ist? Wie steht es um mich? Ich habe nur die vage Prognose, dass es sehr wahrscheinlich ist, dass der Krebs zurückkehrt? Wie soll ich das nun deuten?

Ich bekam Angst und träumte, dass ich für die Chemotherapie eine grausliche, milchige Flüssigkeit trinken müsste. Ich konnte sie kaum schlucken, es würgte mich förmlich, so grässlich war der Geschmack.

An einem der Folgetage wurde ich im Krankenhaus zur Vermessung aufgenommen. Dabei sollte über Computertomographie ein Abbild des Körpers für die nachfolgenden Bestrahlungen aufgenommen werden. Und dazu bekam ich ein Kontrastmittel zu trinken: Eine grausliche milchige Flüssigkeit. Ekelig, wie in meinem Traum.

Ich konnte das fast nicht trinken. Mich würgte es bei jedem kleinen Schluck und ich sollte etwa 1/3 Liter schlucken. Mir begann es vor meinem eigenen Krebs und den Behandlungen abzustoßen. Es ekelte mir direkt.

Eine halbe Woche später sollte ich für die erste Bestrahlung stationär aufgenommen werden. Doch soweit kam es nicht mehr.

Ein Darmverschluss zwang mich mit der Rettung ins Spital. Der Bauch wurde abermals aufgeschnitten. Wieder an derselben Stelle wie bei der ursprünglichen Operation, wieder dieselbe Naht. Ich wachte in einem 6-Bett-Zimmer auf und war verzweifelt. Ich hatte das Gefühl mein Körper gerät zunehmend außer Kontrolle. Wie ein Auto, das ins Schleudern gekommen war. Es schlingerte dahin, aber es war keine Stabilität mehr hineinzubringen. Und ich hatte das Gefühl, dass mir mein Aufenthaltsort auch nicht helfen würde. Zwar brachte man mich dann später in ein Dreibettzimmer, aber dieses war eigentlich für zwei schon sehr eng. Da konnte ich mich auch nicht im Entferntesten wohlfühlen. Auch hatte ich keine Kraft mehr, wieder die ganze Prozedur mit den Schläuchen aus allen Öffnungen und den höllischen Schmerzen und so weiter nochmals von Neuem anzugehen. Ich war so was von ausgelaugt.

Ich habe einen Freund, mein Beistand bei der Hochzeit, der hatte mich regelmäßig angerufen oder besucht, seit ich krank diagnostiziert worden bin. Oft rief ich auch ihn an. Er bemerkte, dass seit unserem letzten Telefonat schon etwas mehr Zeit vergangen war und ich auch nicht erreichbar war. Er hatte gefühlt, dass bei mir etwas nicht stimmt. Und er hat goldrichtig reagiert und ist zu mir ins Krankenhaus gefahren. Ich war komplett am Boden und gerade in diesem Moment ist er aufgetaucht. Ich wollte das eigentlich gar nicht aber er ließ nicht locker und so hatten wir ein langes oder zumindest sehr intensives Gespräch. Er erzählte mir, wer noch alles Anteil an meiner Geschichte nahm und dass er und alle meine Freunde sich so sehr wünschen, dass ich bald wieder bei ihnen bin. Das schien so weit weg, aber es rührte mich zutiefst. Den Moment werde auch nicht vergessen. Es war der Umkehrpunkt an der fernsten Stelle.

Und es war wieder einer der Momente, an dem klar wurde, dass es alleine nicht geht. Es sind schon viele Unterstützende nötig um aus so einer Krise wieder herauskommen zu können.

Sobald ich mich dann wieder einigermaßen erholt hatte kam der nächste Schlag: Statt der ursprünglichen Radio-Chemotherapie sollte nur eine Chemo-Therapie erfolgen. Die Bestrahlungen würde ich nicht mehr vertragen. Das Medikament aber sei so aggressiv, dass es nur über einen Katheder ins Herz gespritzt werden könne, damit es sich dann gleich versprudle. Ansonsten würde es die Adern so angreifen, dass diese dem nicht standhalten würden. Dieser Katheder, genannt Port-a-Chart muss in einem lokalen Eingriff in der Nähe des rechten Schlüsselbeines unter die Haut eingesetzt werden. Ich hatte das Gefühl, dass ich jetzt zu einem Baukasten für Mediziner verkommen bin. Nimmt man dort ein Stück heraus, steckt man an anderer Stelle wieder eines hinein. Furchtbar. Ich fühlte, als ob ich nicht mehr selber über meinen Körper bestimmen konnte oder durfte.

Mitte November wurde ich für diesen Eingriff vier Tage stationär auf der onkologischen Abteilung aufgenommen. Am zweiten Tag die Operation, am dritten Tag der Start der Chemotherapie. Ich hatte sehr große Scheu, ja große Furcht zur onkologischen Abteilung zu gehen. Mir war dieser Teil des Klinikums bekannt, weil meine Schwiegermutter drei Jahre zuvor hier verstorben ist. Sie hatte ebenfalls Darmkrebs und überlebte die Krankheit nicht. Ihre letzten Tage verbrachte sie dort. Meine Frau war bei ihr, als sie ging. Ich wartete damals vor der Türe. Die onkologische Abteilung hatte für mich die Aura des Todes.

Meine Tochter Victoria muss diese Furcht gespürt haben. Ungewöhnlich für sie fragte sie mich am Tag vor meiner Einweisung genau, wo ich da sein werde und vor allem wie man dort hinkommt. Sie hat gewusst, dass sie von meiner Frau als auch von Opa und Oma mitgenommen werden konnte, aber sie wollte es unbedingt selber wissen. Da ließ sie nicht locker. Das mit 3½ Jahren.

Schließlich lag ich da im Krankenbett auf der Onkologie. Die Zimmer sind etwas anders eingerichtet als sonst im Krankenhaus. Im Hundertwasser-Stil. Alles war im Hundertwasser-Stil. Auch der Betrieb war anders als im sonstigen Klinik-Bereich. Kein Patient kommt – Patient geht. Eine morsche Konstanz herrschte hier. Keine Hektik mehr. Postmortale Stimmung. Da kann man direkt mit dem Tod kommunizieren. Der Tod ist hier überall. Jeder der hier herkommt, hat kaum ein anderes Thema im Kopf als den Tod. Jedes Gespräch, das man führt, handelt vom Tod. Und der Tod kommt auch jeden Tag. Mal zur einen Tür, dann zur anderen. Aber er kommt. Ganz bestimmt. Mein Bettnachbar hatte auch schon abgeschlossen mit dem Leben. Er hätte wohl noch ein paar Jahre mehr leben wollen, sagte er, aber so wie es jetzt ist, sei es auch gut. Er kämpfte nicht mehr. Er wartete nur mehr. Er hoffte nur, dass die Schmerzen nicht all zu groß sein würden. Und dann legte er sich wieder nieder und ließ sich geduldig eine Leitung setzen. Andere Patienten mit denen ich redete, waren in ganz ähnlicher Verfassung. Überhaupt – glaube ich – haben die meisten, wenn sie die Diagnose Krebs gesagt bekommen, die Hoffnung komplett verloren und rechnen mit dem mehr oder minder baldigen Tod. Krebs = Tod, aus, Ende. Vielleicht gibt es auch alleine deshalb so viele Krebstote.

Ja, ich bin sogar davon überzeugt, dass viele Krebskranke deshalb krebstot geworden sind, weil sie es genau so verinnerlicht haben. Krebs = Tod – aus, Ende.

Meine Stimmung jedenfalls war am Boden. Ich fühlte mich im Austragsstüberl des Lebens. Draußen aus der aktiven Zeit. Nur mehr zum Warten verpflichtet. Am lebendigen Leib zur Einäscherung vorbereitet.

Am nächsten Tag wurde mir dieser Port-a-Chart eingesetzt. Diesmal hatte ich keine Angst vor dem Eingriff mehr. Angst ist mittlerweile kein Begriff mehr, hier an diesem Ort. Man hat man mich in einem lokalen Eingriff, also bei vollem Bewusstsein operiert. Ein Schnitt, dann eine Art Dose mit einem ca. 15cm langen Schlauch, die eingesetzt werden sollte. Ein wenig hat es an der Vene geklemmt. Der Schlauch wollte nicht so ohne weiteres hinein. Aber letztlich ist es doch gelungen und ich wurde wieder zugenäht.

Im Zimmer sagte man mir dann noch, welche Bewegungen ich in den nächsten Tagen tun durfte und welche nicht. Und tags darauf wurde mir der erste Chemo-Stoß angesetzt.

So ein Medikament hatte ich mir nie vorstellen können. 48 Stunden lang hing ich da an einem Schläuchchen, das am anderen Ende aus einer Tasche ragte. Eine Tasche ähnlich einer Fototasche. Nur war da ein Plastiksack mit dem Therapeutikum drinnen. Und eine Pumpe. Kaum wurde diese eingeschaltet, begann mein Körper scheinbar zurückzuschrauben. Immer weiter. Zuerst wurde mir übel, dann wurde alles schwer. Jede Bewegung wurde zur Qual. Und dabei spürte ich, dass mein Körper unaufhörlich mit einem Gift aufgefüllt wurde. Der Körper kämpfte, aber er sah sich einer Übermacht gegenüber. Nicht so wie bei einer Grippe. Da ist der Gegner zwar auch groß, aber der Körper weiß, dass er letztlich die Situation bald in den Griff bekommt. Und so schlägt es sich auch auf die allgemeine Stimmung. Eben in Siegerlaune. Aber diesmal war das nicht so. Keine Siegerlaune. Überhaupt kein Wohlgefühl. Nur das Gefühl, dass der Körper zusehends nichts mehr ausrichten kann gegen das Gift. Keine ausreichenden Kräfte hat. Die Stimmung wurde ruhiger und ruhiger. Dann kam Todesangst. Einfach nackte Todesangst. Und die hielt dann an. Im Kopf wusste ich, dass Tausende schon eine Chemo-Therapie bekommen haben und dass es die meisten überlebt haben. Aber dennoch, mein Innerstes sagte mir, dass ich am Weg ins Aus war. Und das Innerste regte sich ganz heftig. Mit viel Geduld ließ ich das über mich ergehen, aber es war jede Minute wie eine Ewigkeit. Eine Ewigkeit mit Angst. Und ich hatte das Gefühl zusehends die Kontrolle zu verlieren. Die Kontrolle über meinen Körper als auch die Kontrolle über meine Gedanken. Einfach die Hölle. Ich hab noch nie etwas Schlimmeres erlebt.

Zwei Tage hat das gedauert und dann bekam ich die „Fototasche" wieder ab. „Das nächste Mal können Sie die Tasche mit nach Hause nehmen" wurde ich instruiert und das war's dann. Ein wenig später durfte ich das Krankenhaus verlassen.

4. Phase: Aufgewacht und die Diagnose kapiert

Ich war wieder zu Hause und langsam, ganz langsam begann sich mein Körper von dem Chemo-Stoß zu erholen. In den ersten Tagen hatte ich kaum Luft. Die Chemo zerstört viele rote Blutkörperchen, das merkt man dann daran, dass einem einfach die Luft wegbleibt. Jede Bewegung ist schwer, der Körper wie aus Blei. Vor allem jede Bückbewegung war eine Herausforderung, die ich mir drei Mal überlegt hatte, bevor ich den Körper nach unten gebeugt habe. Wenn Victoria aktiv war, bekam ich Stress. Stress, dass ich sie einfach nicht einhole. Dass sie schneller etwas anrichtet, bevor ich mich überhaupt bewegen kann. Eine Art von Stress, der mich noch lange im Zusammenhang mit meinen Kindern begleiten sollte.

Was mache ich da gerade mit meinem Körper? Bin ich da am richtigen Weg? Ich will gesund werden. Aber es gibt doch so viele, die trotz Chemo am Krebs sterben? Trotz dieser Höllentour? Warum? Warum greift die Chemo manchmal, manchmal aber nicht? Immer mehr dieser Fragen gruben sich durch meinen Kopf.

Wieder war es ein fast zufälliger Blick in die Zeitung, der den weiteren Verlauf meiner Geschichte eine neue Richtung geben sollte: Einmal in der Früh, es war Ende November, sah ich ein kleines Buch-Inserat in der Zeitung mit dem Titel „Heilungschancen bei Krebs". Tagelang lag nun schon diese furchtbare Gewissheit über mir, dass Krebs etwas Todbringendes ist. Dann hatte ich auch noch stundenlang diese unmittelbare Todesangst. Der Krebs schickte mir also Todesgrüße von allen Seiten. Und da schreibt einer am gleichen Thema von Heilungschancen? Ich wurde neugierig. Das Buch, Autor Dr. Thomas Kroiss, wurde zudem als ein Europa-prämiertes vorgestellt. Mich durchfuhr der Blitz. Ich setzte mich sofort an den PC und bestellte das Buch via Internet.

Tatsächlich dauerte es nicht lange und ich hatte es in meinen Händen. Ich begann sofort zu lesen: Zuerst waren da einmal ein paar Berichte von Leuten, die von ihrer schweren Krebserkrankung losgekommen sind. Das kenne ich ja, das gibt es in vielen wahren Erzählungen, dass sich Krebs auch wieder zurückgebildet hat. Medizinische Wunder nennt man das. Keiner weiß warum und dass man das Glück dazu hat, kommt sehr selten vor. Doch die Lage ist anders. So ganz zufällig waren die Heilungen nicht, all diese Personen hatten einen ganz individuellen Weg aus der Krankheit gefunden. Dann las ich eine Aufklärung über den Krebs selbst und stellte fest, dass Krebs eine chronische Erkrankung ist. Dass sie sich also schon über eine längere Zeit hinweg entwickelt hat. Nicht plötzlich und nicht einfach so als eine Laune der Natur. Da wurde ich nun kleinlaut.

Krebs gehört zu den chronischen Erkrankungen. Mit anderen Worten heißt das nichts anderes, als dass mein Lebensstil oder die Summe meiner Lebensumstände den Krebs hervorgerufen haben.

Vielleicht liegt auch ein wenig erbliche Vorbelastung vor, aber ich hab da offenbar auch meinen Beitrag dazu geliefert. Sofort lief mein ganzes Leben wie in einem Kurzfilm ab. Wo waren die Stellen, die den Krebs zugelassen haben?

Auf einmal bekam ich einen ganz anderen Zugang zu meiner Krankheit. Da bin ich nicht plötzlich und unschuldig überfallen worden und muss den Feind jetzt schnellstmöglich loswerden. Nein, der Feind meines Lebens war ich vielleicht selber und nicht ich bin überfallen worden, sondern ich habe auf meinen Besitz nicht aufgepasst. Kann das wahr sein? Habe ich da wirklich meinen Anteil daran?

Mich begann es wie in einer Kurvenbahn hin und her zu reißen. Es klang so plausibel diese neue Art der Erklärung meiner Erkrankung und schon wollte ich da mehr auf den Grund gehen. Dann kam mir das alles aber wieder als Blödsinn vor. So viele Leute leben ähnlich wie ich und so viele haben keinen Krebs. Ja, noch vielleicht, warum steigen dann aber die Krebszahlen in letzter Zeit so rapide an? Fragen, Fragen, Fragen …

Aber ich war noch nicht fertig mit dem Buch. Im nächsten Kapitel wurde jede Krebsart analysiert und je Fortschrittsgrad die Überlebenschancen dazugeschrieben. Ich blätterte über die vielen Krebsarten drüber und gelangte beim Rectum-Carcinom an. Da gibt es 4 Stadien, ich befand mich im vorletzten. Das letzte ist als aussichtslos eingestuft, meine Ausprägung kaum besser. Stufe 1 und 2 schauen besser aus, aber die hatte ich verpasst.

So, jetzt ist's so weit. Meine Chancen stehen sehr schlecht und ich hab das selbst hervorgerufen! Ich spürte meine Puls in mir ansteigen. Verzweiflung, Wut, Trauer, Hass, Jammer, alle Gefühle brachen gleichzeitig über mich ein. Ich wetzte hin und her, ich drohte zu zerspringen. Was tu ich jetzt? Was soll ich jetzt? Der Puls raste und ich suchte Hilfe, die mir nun keiner geben konnte. Ich fühlte mich in die Tiefe stürzen und habe das letzte Seil auch nicht mehr erwischt. Ja es war klar: Es konnte mir keiner helfen, nur ich konnte noch was erreichen, ich alleine und nur ich. Ich muss was tun, ich muss was starten.

Ich hatte in dem Moment das erste Mal das Gefühl, dass mir niemand helfen wird, ja niemand helfen kann. Nur ich selber kann mir helfen, nur ich selber kann mich heilen. Auch wenn ich noch keine Ahnung hatte wie das gehen soll.

Weiter im Buch wurde noch Wirkung und Nicht-Wirkung der Chemo-Therapie vorgestellt sowie einige alternative Behandlungsmethoden. Es wurde erklärt, dass die Chemo in die Zellteilung eingreift. Dass sie genau beim Teilungsvorgang die Zellen eliminiert. Allerdings nicht nur die Krebszellen, sondern im Grunde alle – auch die Guten. Und dass sich die Zellen auch nicht immer teilen, sondern eben nur zu bestimmten Zeiten.

Die Chemo-Therapie kann Krebszellen also dezimieren, sie kann aber niemals alle Krebszellen erwischen.

Da ist's mir auf einmal in den Kopf geschossen: Das mit der Chemo mag zwar seine Berechtigung haben, die ganze Lösung wird es aber niemals sein können. Da muss ich selber ansetzen!

Als erstes rief ich diesen Arzt an und vereinbarte einen Termin, als nächstes wollte ich die Aussagen in dem Buch mit anderen Ärzten besprechen.

Dr. Kroiss hatte seine Ordination in Wien und ich bat meine Frau mich zu führen. Bei der Fahrt merkte ich wie geschwächt ich eigentlich war. Die Luftänderung, das lange Sitzen, der Arzttermin. Alles war so anstrengend. Ich hatte ein sehr gutes Gespräch mit dem Herrn Doktor. Er schlug mir auch eine Therapie vor, die abseits der Chemo laufen sollte. In Wien. Ich spürte förmlich wie mich das Arztgespräch weitergebracht hatte. Auch wenn ich diese Therapie dann nicht annahm, ich hatte endlich das Gefühl einen Schritt weiter gekommen zu sein.

Wieder in Graz besuchte ich alsbald wieder den Leiter der hiesigen Onkologie. Ich wollte nun nochmals eine Einschätzung meines Gesundheitszustandes, eine ganz ehrliche. Ohne Verschönerung, ohne ein „Wird schon wieder werden". Und es kam genau so dick, wie ich es vermutet hatte: Ich war tatsächlich so bedroht, wie es in dem Buch beschrieben war. Er zeichnete zwei Kästchen auf, die zwei Typen von Krebspatienten repräsentieren sollten: Die kurativen (heilbaren) und die palliativen (unheilbaren). Dort wo die beiden Kästchen nahe beieinander standen, schraffierte er den kleinen Zwischenraum – den Graubereich. Und genau dorthin zeichnete er einen Punkt – das sollte ich sein. Meine Lage befand sich also genau auf der Kippe. Jetzt gab es keinen Zweifel mehr – ich befinde mich in absoluter Lebensgefahr.

Meine Frau war mit bei dem Termin. Ihr und mir ist im gleichen Moment das Gesicht zu Stein gefroren.

Zu meiner Frau gerichtet setzte der Herr Professor fort: „Ich muss Ihnen das jetzt sagen: Stellen Sie sich bitte darauf ein, dass Sie mit ihren beiden Kindern bald alleine sein können." Der Atem blieb ihr und mir im Hals stecken. Jede Regung erstarrte. Wir wussten aber, dass er das berechtigterweise sagte.

5. Phase: Wo ist der Weg aus der Krankheit?

Ich fühlte mich wie entlassen. Entlassen aus der Medizinwissenschaft. Der Wissenschaft, die heute schon so weit ist. Die heute so vieles zustande bringt, der ich bisher so gut wie alles zugetraut hatte. Aber da war das Ende der Fahnenstange erreicht. Da konnten sie mir auch nicht mehr wirklich helfen. Was nun?

Ich erinnerte mich wieder an mein Buch, das ich eben gelesen hatte. Da waren auch ein paar Fälle von Krebs beschrieben, die aus hoffnungsloser Lage wieder gesund geworden waren. Und dann fiel mir eine Geschichte ein, die man mir in der Kindheit einmal erzählt hatte. Von einer Frau, der man am Operationstisch die Bauchdecke gleich nach dem ersten Schnitt wieder geschlossen hatte. Weil der Krebs überall war und es eh keine Hoffnung mehr gab. Und der Frau hat man nach dem Aufwachen zur Beruhigung gesagt, dass sie wieder gesund sei. Aber eigentlich hatte man sie zum Sterben nach Hause geschickt. Doch – sie wurde gesund – ein medizinisches Wunder. Und als ich so nachdachte, fiel mir ein, dass ich schon öfter von solchen „Wundern" gehört hatte. „Wunder" halt, aber jetzt auf einmal bekamen diese für mich eine Bedeutung.

Mein Buch gab mir da auch eine Erklärung: Eigentlich ganz einfach, der Körper hat sich in diesen Fällen selbst helfen können. Es weiß zwar keiner so genau warum, aber er hat sich helfen können. Und das Warum war im Grunde auch gar nicht so wichtig für mich. Aber die Tatsache, dass der Körper dazu grundsätzlich in der Lage sein kann, das war es, was für mich zählte.

Aha, es gibt also noch Kräfte im Körper, die mir helfen könnten. Ich spürte, dass ich da vielleicht noch einen unglaublichen Schatz in mir hatte. Ein Schatz, der noch hebbar ist. Aber wie? Und vor allem: Das musste in möglichst kurzer Zeit gehen!

Ich nahm alle meine Kräfte zusammen und ging auf Hamsterjagd. Jagd nach allem Wissen, das mir helfen könnte, meinen inneren Schatz zu bergen: Ich recherchierte tagelang im Internet, ich bestellte mir zahllose Bücher, ich rief alle an, die mir in diesem Zusammenhang eingefallen sind. Ja ich ging sogar zur Esoterik-Messe. Ausgerechnet ich, war ich doch felsenfest davon überzeugt, dass das alles Täuscher seien. Dann holte ich mir einen Auspendler. Einfach alles was in kurzer Zeit möglich war. Und ich las meine Bücher. Was heißt lesen? Ich fraß sie förmlich in mein Hirn. Eines davon mochte ich hier gesondert erwähnen. Sein Titel: „110 wirksame Behandlungsmöglichkeiten bei Krebs" im Haug-Verlag.

Bald sah ich, dass ich mich mitten in der Alternativmedizin befand, zum Teil auch auf sehr esoterischem Boden. Alternativmedizin, das war bislang für mich eine Lehre, die nicht viel taugte. Vielleicht konnte man da ein kleines Wehwehchen lindern, vielleicht war es aber eh nur die Einbildung die half. Ansonsten vertraute ich lieber der „wissenschaftlichen" Medizin. Und Esoterik? Das war für mich bestenfalls was für Überdrehte. So eine Art Ersatzreligion vielleicht, aber nichts für mich. Seit ich denken kann, war das so in meinen Überzeugungen drinnen. Und ich konnte das auch argumentieren. Aber jetzt? Soll ich nicht vielleicht doch meine Überzeugungen überspringen? Eine Welt anschauen, die es bisher für mich gar nicht gab?

Das kann ich Ihnen sagen, das ist nicht leicht. Aber ich saß hier fest, ich musste mich da in eine andere Richtung weiterbewegen. Also blieb mir kein anderer Ausweg, als mich mit diesen Themenkreisen völlig neu zu beschäftigen. Nicht mehr aus der Abwehrhaltung. Nein. In Ansaughaltung. Es war wie das Gefühl aus einer festen Spur heraus aufs Glatteis gelangt zu sein. Der Schritt war für mich aber dringend nötig.

Also zurück zu meinen Recherchen und meinem Buch: Auf einen Schlag – und dafür ist alleine der Titel des erwähnten Buches geradezu ein Synonym dafür – hatte ich eine zusätzliche riesige Welt an Behandlungsverfahren für mich entdeckt. Stück für Stück habe ich hier durchgelesen.

Andererseits bin ich immer wieder auf Erklärungsmodelle für die sogenannten medizinischen „Wunder" gestoßen. Und die waren überraschend einfach: Keine große Weisheit, sondern einfach, dass das Immunsystem des Körpers reagiert hat und Krebszellen als Fremdzellen erkannt hat. Und sie dann aus dem Körper verbannt hat. Ja so einfach. Egal ob das nun eine Spontanheilung oder ein Placeboeffekt war, es ist einfach das Immunsystem, das reagiert hat und die Krebszellen wieder als solche erkannt hat. Dazu muss man wissen, dass der Körper dauernd Krebszellen produziert. Das ist eigentlich ganz normal. Nur wenn das Immunsystem sie nicht mehr als solche erkennt, dann wird's gefährlich. Dann breitet sich der Krebs aus. Aber, und das ist das spannende, das Immunsystem kann es offenbar auch wieder lernen, Krebszellen als solche zu erkennen. Nur – wie sag' ich es meinem Immunsystem?

Es dauerte ungefähr zwei Wochen und ich hatte nur mehr Fragezeichen. Ich konnte weder 110 Behandlungsmöglichkeiten ausprobieren, noch meinem Immunsystem etwas flüstern.

Ich musste mir aus all dem Wissen was herausfiltern, das für mich Wesentliche herausfiltern, ich hatte aber keine Ahnung was.

Ich las weiter. In Büchern, die ich mir bestellt hatte, im Internet. Und ich war bei Vorträgen. Ich sprach mit jedermann darüber der mir geeignet erschien. Ich telefonierte mit verschiedenen Leuten: Patienten, Heiler, Ärzte, und und und … Heute wundere ich mich wie viel ich da in kurzer Zeit in mich hineinsog. Ich fing endlich an, Hoffnung zu schöpfen. Und die spornte mich an. Gleichzeitig hatte ich aber das Gefühl, ich müsste sehr bald wissen, wie ich das anpacke. Und da schwamm ich noch zick zack und im Kreis. Ich hatte jedoch keine Zeit mehr zu verlieren.

Eines Morgens als ich mich wieder über den Lesestoff machte, fiel mir das Entscheidende auf. Ich grübelte gerade herum, fragte mich wieder, welchen Inhalt ich jetzt eigentlich für mich als erstes genauer ansehen sollte.

Ich schaute beim Fenster hinaus auf den Garten, da kam es mir plötzlich:

Die Alternativverfahren bei der Krebsbehandlung zielen fast ausschließlich darauf hin ab, die Selbstheilungskräfte anzusprechen. Nicht das Abtöten der letzten Krebszelle steht im Vordergrund, sondern dass sich der Körper selbst hilft. Im Grunde also, dass das Immunsystem gestärkt wird.

Und dann fiel mir auf, dass

das Stärken des Immunsystems immer wieder an den folgenden Punkten ansetzt:
- **Ernährung**
- **Entgiftung**
- **Bewegung**
- **Entspannung**
- **Seelisches Gleichgewicht**

Das war eigentlich die Essenz all dessen, was ich in den letzten Tagen in mich hineingelesen hatte. Das war im Grunde alles, der Rest waren Details. Das war es, worauf ich bei allen weiteren Überlegungen ansetzen musste:

Ernährung: Das ist ja nichts Neues, lernt man eigentlich schon in der Volksschule, dass man sich gesund ernähren soll um das Immunsystem zu schützen. Täglich ein Apferl, ... Und wenn man weiter liest, gibt es sogar jede Menge Studien, dass Krebshäufigkeiten ganz massiv mit (schlechten) Ernährungsweisen korrelieren. Der Umkehrschluss ist also, dass gezielte, gesunde Ernährung dem Körper wieder auf die Bahn helfen kann.

Entgiftung: Umweltgifte, Nahrungsgifte, alles Mögliche nehmen wir im Laufe der Jahre zu uns, das dem Körper nicht gut tun kann. Auch logisch, dass man schauen sollte, diesen Ballast abzuwerfen.

Entspannung: Ja, Wellnesswelle lässt grüßen. Klar, dass Entspannung dem Immunsystem gut tut.

Bewegung, möglichst in frischer Luft: Wiederum nichts Neues, dass das das Immunsystem stärkt. Wir sind ja nicht dazu gebaut, ständig zu sitzen und das in geschlossenen Räumen. Auch da gibt es genug Studien, dass ein Mindestmaß an Bewegung gesund hält.

Seelisches Gleichgewicht: Oder sagen wir das Gegenteil von Stress. Das weiß man auch, dass Stress dem Immunsystem nicht gut tut. Also auf geht's nach der Suche, wie man dem Stress entgehen kann.

Eigentlich klingt es ja ganz schlüssig. Und auch die 110 Behandlungsmöglichkeiten ließen sich in diese 5 Grobkategorien nahtlos einpassen. Neu für mich war, dass präventivmedizinische Ratschläge gar nicht so weit weg sind von Verfahren, die sogar Krebs zu heilen versprechen. Und weiters wird daraus klar, dass

es gar nicht unbedingt darum geht, die eine oder andere Behandlungsmethode gegen den Krebs auszuwählen. Nein, es geht nur darum, den Körper wieder in die Lage zu versetzen sich selbst zu helfen. Und da sollte man am besten an allen 5 Grobkategorien ansetzen (Ernährung, Entgiftung, Entspannung, Bewegung, Seelisches Gleichgewicht). Und jeweils gibt es mehrere Möglichkeiten auf Ebene dieser Grobkategorien zu unterstützen. Die Details sind individuell und da gibt es jeweils eine große Menge an inner- und außermedizinischen Unterstützungsmöglichkeiten.

Auf einmal ist mir sprichwörtlich das Licht aufgegangen. Plötzlich sah ich einen Weg im Dschungel. Alles, was ich in den letzten Wochen gelesen hatte, fügte sich in diese Grobkategoriendarstellung. Alles. Jede erfolgversprechende Behandlungs-Möglichkeit, jedes Wundermittelchen, auch die gesamte Esoterik. Ich spürte, dass ich einen riesigen Schritt gemacht habe.

Bevor ich mich aber nun weiter vertiefen konnte, war der nächste Stoß der Chemotherapie fällig, diesmal in ambulanter Behandlung. Ich hatte mir länger überlegt, ob die Chemotherapie wirklich sinnvoll ist. Sicher, sie dezimiert die Krebszellen. Aber sie zerstört den Körper auch. Kann er sich dann noch wirklich helfen? Ich marterte mich da eine ganze Zeit lang, aber schließlich sah ich, dass meine Tumormarker mit dem letzten Chemostoß wirklich gesunken waren. Und zwar so, dass sie unter dem Grenzwert zu liegen kamen. Bei mir hatte die Chemotherapie also Wirkung gezeigt. Ich entschloss mich also doch noch weiter zu machen.

Der zweite Stoß Chemo war noch schlimmer als der erste. Ich hatte geklagt, dass mir beim ersten Mal schlecht geworden war. Ich bekam ein anderes Begleitmedikament. Diesmal musste ich nach ein paar Stunden erbrechen und der ganze Verdauungsapparat fühlte sich danach wie ein Stein im Körper an. Wie lahmgelegt und schwer. Aber viel schlimmer war, dass ich wie auch beim ersten Mal fühlte, dass ich dem Tod sehr nahe war. Von Stunde zu Stunde ging es mir schlechter, von Stunde zu Stunde rann mehr Gift in meinen Körper. Richtiggehende Todesangst kam dazu. Als ob jeden Moment der Körper kippen könnte. Dazu jede Gefühlsregung wie Blei. Keine Vorstellungskraft mehr, dass das besser werden konnte. Alles nur schwarz, alles bedeckt von einem riesigen Schleier. Einfach die Hölle. Auch spürte ich, wie alle, zu denen ich Kontakt hatte, mich wie einen Todgeweihten behandelten. Ein paar nette Worte, aber geistig schon dabei, sich auf die Zeit nach mir einzustellen. Nicht so wie bei einer anderen Krankheit. Nicht so, dass alle liebevoll alles dazu tun, dass ich wieder gesund werde. Fürsorglich und lieb. Nein, ich bekam ein Essen, das ich nicht schlucken konnte, eine Decke zum Fernsehen, aber nicht die Aufmerksamkeit, die ich benötigt hätte. Ich war allein. Ganz allein und keiner konnte meine Welt verstehen und ich war weit weg von ihrer Welt. Ich war enttäuscht, wehrlos und resignierend.

Nur meine Tochter kam zu mir. Sie war sehr neugierig, was ich da für eine Tasche mit mir hatte. „Die Medizin mit der Tasche" sagte sie. Ihr versuchte ihr zu erklären, was das ist, so gut sie es eben verstehen konnte. Gleichzeitig hatte ich höchste Angst, dass sie da an irgendeinem Schlauch anziehen könnte. „Papa", sagte sie plötzlich mit ihrer hohen Kinderstimme. „Ja?" entgegnete ich. „Papa, wenn Du wieder gesund bist, fahren wir wieder ans Meer!" Sollte heißen, dass sie da wieder hin will, wo wir im letzten Sommer waren.

Das war jetzt so ungefähr das letzte woran ich dachte. Und vielleicht gerade deshalb hatte sie das gesagt. Kinder spüren da auf einer nonverbalen Ebene Gedanken – das ist fast unheimlich. Und sie geht selbstverständlich davon aus, dass ich wieder gesunde werde. Das war an ihren Augen klar abzulesen.

Jetzt war ich gefordert. Ich spürte das unglaubliche Gefühl, dass es doch noch jemand gibt, der zutiefst davon überzeugt ist, dass ich gesund werde. Da war sie zu diesem Zeitpunkt wahrscheinlich wirklich die einzige auf der Welt. Und es war ein Kinderwunsch, dass wir wieder ans Meer fahren. Ein Kinderwunsch, den ich nicht abschlagen konnte. Ich hab gespürt, dass ich das jetzt beantworten muss. Klar und eindeutig. Und ehrlich. Selbst spürte ich mich dem Tod nahe und doch habe ich in den letzten Wochen erstmals wieder etwas Hoffnung geschöpft. Nur die Frage ist, kann das reichen, habe ich wirklich noch eine Chance? In 2 Sekunden ist mir alles durch den Kopf gegangen, was zwischen Leben und Tod steht, dann plötzlich kam ein gerades, offenes „Ja, Vici!" aus mir. Ich musste verrückt sein, so etwas zu versprechen.

Erst nach und nach wurde mir klar, wie wichtig dieser Dialog für mich war, zum Teil erst Monate später. Erstens gab es jemand, der an mich bzw. meine Gesundung ehrlich glaubte. Zweitens hatte ich plötzlich ein Ziel. Nicht einfach gesund werden oder lange leben, sondern ein ganz konkretes und in einem absehbaren Zeitraum. Die beiden Faktoren waren für mich in den nächsten schweren Monaten immer ein ganz wichtiger Orientierungsrahmen. Ich kann heute noch kaum die Dankbarkeit für

diese Herz-Ehrlichkeit meiner Tochter ausdrücken.

Dann war ich wieder alleine –meine Stimmung drehte wieder auf Abgrund. Ich weinte in meinen Polster. Immer wieder machte meine „Tasche" ein wischendes Geräusch: Die Pumpe förderte den gelben Saft durch eine etwa 3mm dicke durchsichtige Leitung in die Anschlussstelle an meinem Herzkatheder etwas unterhalb des rechten Schlüsselbeines. Die Tasche fühlte sich noch prall an und wird sich bis zum Ende der 48 Stunden leeren. Der Saft rann in meinen Körper und ich fühlte, als ob ich schluckweise mit Gift vollgefüllt würde. Dabei wurde ich immer schwächer. Ich verlor kontinuierlich Energie. Am Morgen bekam ich Angst, dass meine Energie einfach nicht bis zum Abend reichen würde. Dass ich zu wenig Kraft hätte um überhaupt aufstehen zu können. Oder sogar das Liegen zu anstrengend würde. Besonders stresste es mich, wenn die Kinder etwas brauchten. Sie waren einfach viel zu schnell für mich. Unerreichbar schnell.

2 Tage später am Vormittag war die Tortour endlich dem Ende nah. Es war Zeit, wieder ins Krankenhaus zu fahren und die Tasche abzugeben. Mein Vater kam vorbei und machte mit mir die Fahrt. Ich war mittlerweile so schwach, dass ich ewig brauchte, aus dem Bett zu steigen und in mein Gewand zu gelangen. Außerdem musste ich so aufpassen, nicht an dem Schlauch hängen zu bleiben, der mich mit der Chemo-Mischung versorgt hatte. Und das war angesichts meiner nachlassenden Kräfte gar nicht so leicht. Schritt für Schritt kämpfte ich die Stiegen hinunter. Dann noch das Bücken für das Binden der Schuhe. Das war das Allerschwerste.

Im Krankenhaus ließ man mich dann wie üblich noch eine Zeit lang warten und schließlich zog mir jemand den Schlauch mit einem Ruck aus dem dosenartigen Ding, dass man mir direkt unter die Haut eingesetzt hatte. Fertig.

6. Phase: Licht!

Schon auf dem Weg nach Hause hatte ich das Gefühl, dass es wieder bergauf ging.

In den nächsten Tagen hatte ich einiges vor. Ich wollte in allen 5 Bereichen, die das Immunsystem verbessern konnte, meinen Lebensstil ändern. Nicht allmählich, sondern möglichst sofort. Ich wollte keine Zeit verlieren. Jetzt handeln, nicht warten. Ich könnte vielleicht doch noch eine Chance haben, aber mit jedem Tag würde sie kleiner werden. Ich musste mich also beeilen und gleichzeitig konnte ich nur hoffen, dass es nicht eh schon zu spät ist.

Im Bereich der *Ernährung* suchte ich erst einmal eine Ernährungsberaterin auf. Sie wurde mir sogar von Seiten der Klinik empfohlen, auch wenn überall in den Gängen Plakate mit der Aufschrift „Es gibt keine Krebsdiät!" aufgehängt waren. Das war zwar nicht stimmig für mich, aber ich rief sie an und hatte ein gutes Gefühl. Über eine Stunde besprach sie mit mir die Grundzüge einer gesunden Ernährung. Täglich fünf Handvoll Obst bzw. Gemüse sollte ich Essen, eher Öle statt Fette nehmen und nie zu heiß braten. Sie strich mir diverses Lieblingsessen vom Speiseplan und ersetzte es durch gesunde Mahlzeiten. Auch mein geliebtes Bier reduzierte sie auf ein Minimum. Fleisch und Käse sollte ich meiden, Gebackenes sowieso. Vollkorn statt raffiniertes Mehl, wenig Zucker. Einen ganzen DinA4-Zettel voll mit Tipps bekam ich mit.

Und zu Hause wusste ich dann eigentlich frisch nicht mehr, was ich essen sollte. Grob schon, aber ob ich z.B. Joghurt nun essen dürfe oder nicht war eher fraglich. Vor allem die Nahrungsmittel, die wir gerade nicht angesprochen haben, da wusste ich oft nicht wie ich sie zu kategorisieren hatte. Als gesunde oder als abträgliche – ich wusste es einfach nicht.

In diesen Tagen meldete ich mich wiederum bei meinem damaligen Vorgesetzten an meiner Dienststelle. Wir riefen uns immer so in Abständen von etwa einem Monat an. Mal er mal ich. Diesmal hatte ich zum Telefon gegriffen, er hatte aber nur sehr kurz Zeit. Ich erwähnte meinen Ernährungsfokus und hatte damit genau sein großes Hobby-Thema erwischt. Er beschäftigte sich seit Jahren damit und kennt sich wirklich sehr gut damit aus. Ich war froh ihn gerade zu diesem Thema zu erreichen, er wollte mir – auch wenn nur ein paar Minuten blieben – alles Wesentliche zur Ernährung ansagen. Und das hatte einen unglaublichen Effekt: Er verstand es, statt langer Listen von dem was essen man darf und was man nicht essen darf zu erläutern, einfach den Grund dahinter verständlich zu machen. Das und auch was ich dann noch in ein paar Büchern gelesen habe klingt dann in etwa so:

> **Der Körper besteht aus 70 Billionen Zellen und nichts sonst. Alle Körperteile sind daraus geformt. Die Zellen selbst sind aus Eiweiß aufgebaut und haben eine Schutzmembran herum. Wegen der dauernden Zellerneuerung braucht man also Eiweiß und das nicht zu knapp. Etwa 1g je kg Körpergewicht täglich, bei Extrembelastung eventuell sogar mehr. Für den Zellstoffwechsel braucht man Vitamine, Spurenelemente und noch ein paar Sekundärstoffe. Hier also kommen die 5 Handvoll Obst bzw. Gemüse her. Und für die Zellmembran braucht man gesunde Öle. Die mit den mehrfach ungesättigten Fettsäuren. (Leinöl, Hanföl, etc.). Schlussendlich kommen noch ca. 100g Kohlenhydrate hinzu für das Gehirn. Und das ist im Grunde alles.**

Alles andere aber ist für den Körper ungesund, weil er es einfach nicht brauchen kann und ihn im geringsten Fall nur belastet: Darunter fallen: Zucker, tierische Fette, rotes Fleisch, …

Auch hatte ich eine Buchempfehlung bekommen, die um die Kurzzusammenfassung herum noch mehr zu sagen hatte, nämlich „Frohmedizin" von Dr. Ulrich Strunz. Ein Buch, dass sich mit der menschlichen Gesundheit befasst und wie man die am besten erhält. Es mag jetzt eigenwillig klingen, ich war todkrank und beschäftigte mich mit dem Erhalten der Gesundheit. Aber genau das war wohl das Beste was ich tun konnte. Ich erfuhr, dass wir seit der Sesshaftwerdung der Menschheit statt Eiweiß viel zu viel Kohlehydrate essen, seit der Viehzucht im großen Stil die wertvollen ungesättigten Fettsäuren aus der Nahrung entschwunden sind und seit der Einführung von Industrienahrung alle möglichen Haltbarmacher und was weiß ich noch sich im Essen befinden – viel Chemie, aber kaum Wertvolles.

Schluss damit. Ich besorgte mir schnellstmöglich eine Tabelle, in der die Tagesbedarfe an allen Vitaminen, Spurenelementen etc. penibel aufgelistet als auch der Gehalt für jedes gängige Nahrungsmittel dargestellt sind (GU „Die große Nährwert Kalorien Tabelle"). Dann stellte ich mir Frühstück, Mittagessen und Abendmahl zusammen und rechnete mit Hilfe der Tabelle nach: Unglaublich. Bislang hatte ich geglaubt, mein Körper werde sich aus der Nahrung schon herausholen, was er braucht. Nun wurde mir nun klar, dass es schon mit hoch ausgewogener Ernährung kein leichtes ist, die nötigen Substanzen in ausreichender Menge zuzuführen. Dabei hatte ich für das Frühstück schon ein Müsli mit selbst geflocktem Korn und viel Obst gerechnet, für das Mittagessen viel Gemüse und ggf. Fisch und am Abend auch in erster Linie pflanzliche Nahrung. Ich musste mit meinem Denken hier also ganz neu anfangen.

Wir besorgten uns eine Getreidemühle mit Flockwerk und ich wechselte mit all den Lebensmitteleinkäufen zum Bioladen. Wirklich mit allem! Meine Frau – ich bin ihr sehr dankbar, dass sie da voll mitgemacht hat – und ich stellten uns Rezepte auf Basis dieser Erkenntnisse zusammen und hatten bald einen ganz neuen Speiseplan. Plötzlich aß ich Dinge, denen ich seit ich denken kann ausgewichen bin. Ja und eigenartig – sie schmeckten mir sogar. Nie wollte ich Äpfel essen – heute bringe ich es auf mehrere Stück pro Tag. Broccoli, Kürbis, Karfiol, Paprika – lauter Gemüse, das ich nie haben wollte. Ab nun aß ich es in Mengen. Mein Frühstück bestand plötzlich aus Getreideflocken – oft gekocht – mit jeder Menge Obst, mit Nüssen und Leinöl. (Leinöl ist ganz besonders wichtig, es enthält die wertvollen Omega-3-Fette, die bestehen aus mehrfach ungesättigten Fettsäuren). Das Mittagessen meist aus Gemüse, oft mit Vollkornreis. 1-2 Mal in der Woche gab es frischen Fisch, den ich direkt aus dem Fischgeschäft holte. Sein Fischöl hat ebenfalls die Omega-3-Fette und außerdem liefert er sehr gesundes Eiweiß. Ganz selten gab es Fleisch und wenn nur Huhn, da ist der Anteil tierischer Fette ganz gering. Gebraten wurde sehr selten und wenn dann nutzen wir ausschließlich natives Olivenöl. Das bleibt am ehesten unschädlich, wenn es erhitzt wird (aber auch möglichst nicht zu hoch). Das Abendessen war dann eher karg, ein mageres Joghurt und Obst oder so etwas Ähnliches. Zucker (auch versteckten) strich ich komplett aus meinen Plan, ebenso scharf Angebratenes und alles Fleisch außer Huhn. Käse, vor allem aber Wurst gab es für mich von dann an so gut wie nicht mehr, auch nicht die großen Mengen Brot. Den Kaffee tauschte ich gegen grünen Tee (der enthält besonders viel krebshemmende Substanzen), Alkohol verbannte ich erst mal komplett.

Meine Nahrung kannte plötzlich ganz neue Gerichte und ganz neue Geschmäcke. Es dauerte nicht lange, da machte es mir sogar richtig Spaß, das alles auszuprobieren, was ich bislang nie gegessen hätte. Besonders auf mein Frühstück freute ich mich ab damals jeden Tag aufs Neue. Und das ist bis heute so geblieben!

Das zweite Thema ist **Entgiftung**. Das geht einfach: Schwemmen, schwemmen, schwemmen. Möglichst viel klares Wasser trinken. Und gegebenenfalls noch ein wenig Unterstützung durch Chlorella-Algen. Die besorgte ich mir in der Apotheke. Entgiftung, das leuchtete mir ein, war sicher klug, insbesondere nach einem Chemo-Stoß.

Bewegung war der nächste Punkt. Ich beschloss, jeden Tag mindestens eine Stunde spazieren zu gehen. Dabei konnte ich etwas Bewegung machen, etwas Sonne tanken, frische Luft einatmen und nachdenken gleichzeitig. Da die Chemo-Therapie die roten Blutkörperchen stark dezimierte, war für mich frische, sauerstoffreiche Luft ganz besonders wichtig. Es war jedes Mal eine Plage, die Schuhe anzuziehen. Der Körper war so schwer. Dennoch – sobald ich vor dem Haus war ging es mir besser. Die Winter-Luft beflügelte mich förmlich. Besonders wenn die Sonne schien, da konnte ich jeden Strahl förmlich einlenken und in innere Kräfte umwandeln.

Langsam lernte ich meinen Körper zu fühlen. Ich lernte jeden Teil meines Körpers extra zu fühlen. Das geht – da muss man sich nur in einem Moment drauf konzentrieren, wenn Kraft einfließt. Zum Beispiel Sonnenstrahlen. Und die Gedanken nach innen richten. Versinken, aber wach und aktiv. Die inneren Türen aufmachen und vertrauen…

Das geht nicht von heute auf morgen, aber dafür steigert sich das zu einem unglaublichen Körpergefühl. Für mich war das ein längerer aber sehr lohnender Prozess.

Später dann, nach der Chemotherapie ersetzte ich die Spaziergänge sukzessive durch Laufen. Zuerst ganz langsam, dann immer näher einer üblichen Schrittgeschwindigkeit. Und durch Wandern, Bergsteigen, Langlaufen, Radfahren. Bis heute.

Entspannung ist ein schwieriges Unterfangen bei einer Chemo-Therapie. Einerseits ist im Angesicht des Todes Entspannung ohnehin schwer möglich, andererseits setzt das Gift der Leber stark zu und macht einen dadurch sehr reizbar und vor allen nervös. Besonders augenfällig war, dass ich Anspannungen, waren sie einmal aufgebaut oft einen ganzen Tag nicht abbauen habe können. Hatte ich mich in der Früh aufgeregt oder geschreckt aus irgendeinem Grund, auch aus einem ganz nichtigen, so blieb ich in dem Erregungszustand hängen. Nicht wie sonst, wo sich das nach ein paar Minuten wieder zu legen beginnt. Nein – es war wie ein Kurzschluss im Hirn. Die Auslöser eines Erregungszustandes waren wie im Kopf eingefangen und kreisten rasend unterhalb der Schädeldecke. Oft bis zum Schlafengehen. Da reichte oft einer, der mir beim Autofahren durch Spur wechseln „hineingeschnitten" hat. Mir kam der Ärger hoch – und er blieb sitzen. Der Spurwechsler war lange weg, ich aber war bis zum Abend von diesem Ereignis betroffen.

Es war mir klar, dass so richtige Tiefentspannung in den kommenden Monaten wohl kaum möglich sein werde. Aber ich konnte ein paar Dinge tun, dass ich wenigstens ein bisschen entspannte. Eines davon war eine Massage die ich wöchentlich 1-2 mal besuchte. Da hat mir ein Homöopath einen guten Tipp gegeben. Ein älterer Herr, der magische Hände hatte. Er massierte mich nun 2x in der Woche und ließ dabei seine Kräfte fließen. Ich ließ es einfach geschehen und konnte zumindest etwas abdumpfen für etwa 30 Minuten. Das war fürs erste eine großartige Unterstützung.

Das *seelische Gleichgewicht* war auch ein größeres Thema. Eigentlich war mir ja nicht bewusst, dass da etwas nicht in Ordnung sein könnte. Aber anders herum glaubte ich nicht, dass eine so schwere Krankheit nicht auch psychischen Ursachen oder zumindest Mit-Ursachen haben könnte. Also wollte ich auch dieses Feld betrachten.

Als erstes bot sich mir da an, mit der Psychologin auf der Onkologischen Abteilung ein Gespräch zu suchen. Ich nahm das gerne an, alleine Reden über meine Krankheit tat mir ja schon gut. Immer wenn ich davon reden konnte, war mir leichter. Die großen Sorgen einfach etwas aus dem Körper hinausgebracht.

Das erste Gespräch war gut. Ich erzählte, die Frau mir gegenüber erwies sich als eine gute Zuhörerin. Wir beleuchteten meine Person, wie ich mich fühle und meine Beziehungen zu meinem Umfeld. Und da tat sich dann schon das eine oder andere Feld auf, in dem ich im Grunde mit dauernden Spannungen lebte. Es war mir zwar nichts Neues, aber noch nie zuvor hatte das jemand so direkt angesprochen. Hier stoppten wir und entschieden das Gespräch in der Dreier-Runde mit meiner Frau weiter fortzuführen. Wiederum traten die Spannungen an die Oberfläche, aber bis zu Lösungsansätzen sind wir dann letztlich nicht vorgedrungen. Ja, jetzt wusste ich, dass ich ein Problem hatte, aber das war eigentlich nicht das was ich suchte. Ich brachte es mit einem möglichen Krebsauslöser nicht in Verbindung. Ich suchte eher nach einer Erklärung in meiner eigenen Persönlichkeitsstruktur, die vielleicht mitverantwortlich für meinen Krebs sein konnte.

Ich konsultierte noch weitere Personen, die im psychologischen Bereich tätig sind. Immer wieder mit derselben Frage im Kopf. Immer wieder stieß ich auf aktuelle Konflikte, aber das war mir zu dieser Zeit ein verschiebliches Problem und brachte mich hier nicht viel weiter.

Nur eine Ausnahme war dabei. Einer sagte mir ganz knapp: „Sie müssen anfangen sich selbst zu lieben". Der Satz pickte. Ich konnte zwar damit nicht direkt etwas anfangen, aber der Satz ging mir nicht aus dem Sinn. Immer wieder vernahm ich die Aufforderung mich selbst zu lieben. Ich hatte zwar nicht das Gefühl, dass ich das nicht täte, aber dennoch lies mich dieser Satz nicht los. Er war einerseits wie eine Erlaubnis, das tun zu dürfen, was mir Freude bereitete. Da wo ich früher oft der anderen zuliebe zurückgesteckt hatte. Teils aus Rücksichtnahme, teils aus schlechtem Gewissen den anderen gegenüber. Er war andererseits die Aufforderung dort hinzuschauen, wo meine Butterseiten liegen. Nicht meine Schwächen im Vordergrund zu sehen und diese möglichst auszubügeln. Nein, einfach hinzusehen, wo es passt und wo ich mich wohl fühle. Und dort verstärken.

Wie ich erkannte, dass ein täglicher Spaziergang gut tat, so öffnete ich mich zusätzlich, die Sonnenstrahlen zu mir hereinzulassen. Ich öffnete mich, dies ohne schlechtes Gewissen zu tun, auch wenn meine Frau zu Hause mit den Kindern alle Hände voll zu tun hatte. Ist ja nicht so, dass ich mich nicht auch um die Kleinen kümmern würde. Aber daneben gestand ich es mir ab nun ehrlich zu, dass ich täglich auch meine kleinen Erholungspausen genoss. Auch zog ich mich tagsüber dann und wann in mein kleines Arbeitszimmer zurück, um für mich zu sein, um zu lesen, um im Internet zu surfen. Dabei stieß ich dann wiederum auf sehr viel Wissen, dass ich rund um meine Krebserkrankung aufbauen konnte. Ich beschloss, dass ich mir diese „Inseln" im Tagesablauf gönnen durfte.

Es war nun wenige Tage vor Weihnachten. Ich hatte Geburtstag. Ich war nun schon ein wenig erschöpft von den intensiven Recherchen und hatte mir den Tag definitiv selbst als Pause erlaubt. Außerdem wollte ich wieder einmal auf einen Berg. Es war nebelig und kalt wie es in dieser Jahreszeit üblich ist. Oben aber könnte Schönwetter herrschen. Ich wünschte mir daher tatsächlich als Geschenk, dass meine Frau mich mit dem Auto auf einen 1000er nahe Graz bringen sollte. Einmal wieder auf einem Berg stehen und der Sonne entgegensehen. Sie tat es und wir hielten uns für etwa eine Stunde auf dem Berg auf. Dann wurde ich zu schwach noch länger bleiben zu können. Die eine Stunde aber hat mir viel gegeben: Ich trat etwas aus meinen Intensivrecherchen heraus und sollte dafür für ein paar weitere Inputs offen sein.

Wieder zu Hause zog ich einmal ein Resümee über die bisher angefangenen Lebensumstellungen und bekam im Punkt Ernährung ein noch etwas unsicheres Gefühl. War es genug, was ich tat? Ich stieß in meinen Büchern da auf einen mir bislang unbekannten Zweig in der Medizin, der da gut dazupassen könnte: Die Orthomolekularmedizin. Begründet von Nobelpreisträgern steht die stoffwechsliche Balance der Zellen im Mittelpunkt der Betrachtung. Ist diese OK, geht es dem Menschen gut, wenn nicht bildet das die Grundlage für Krankheiten. Und die Orthomolekularmediziner forschten, welche Stoffe die Zelle braucht und wie viel davon jeweils täglich zugeführt werden soll. Das auf den ganzen Menschen übertragen ergibt einfach bestimmte Vorgabewerte für die unterschiedlichsten Vitamine, Spurenelemente, etc. die der Mensch im Blut haben sollte. Das klang für mich genau passend als Ergänzung zu der gesunden Ernährung, vor allem, weil ich vermutete, dass bedingt durch den Krebs, den Wiederaufbau nach den Operationen als auch durch die Chemotherapie ich von etlichen Nahrungsinhaltsstoffen mehr benötigen würde, als ein normal gesunder. Und ich würde über diese Methode feststellen können, wo Bedarf sei.

Zeitgleich hatte mir mein Schwiegervater eine Empfehlung von einem seiner Bekannten für einen Orthomolekularmediziner weitergegeben, der sogar in Graz ordiniert. Das hat sich in diesem Moment genau getroffen. Sofort griff ich zum Telefonbuch und fand seinen Ärzteeintrag: „Chemobegleittherapien und sportmedizinische Begleitung". Das klang genau richtig: Sportler verbrauchen mehr Substanz aus den Körperzellen, Krebspatienten auch. Besonders die während der Chemotherapie. Es war eine Telefonnummer und eine Handynummer dabei. Ich wählte sofort die Handynummer und erreichte ihn unmittelbar. Ich bat um einen kurzfristigen Termin und bekam diesen.

Das Erstgespräch verlief gut: Er verstand was ich wollte, verstand in welch verzweifelter Lage ich mich befand, vermittelte mir aber auch sofort den Eindruck, dass er mir dort, wo ich es gesucht hatte, helfen konnte, aber auch, dass er generell als ganzheitlicher Ansprechpartner taugte. Er überwies mich in ein Blutlabor und setzte alles dahinter, dass wir da noch vor Weihnachten auf Basis der Ergebnisse ausarbeiten konnten, wie die Ernährung zu beeinflussen bzw. zu ergänzen wäre.

Das war mein Mann! Ich hatte das erste Mal seit Diagnosestellung das Gefühl, dass mir jemand als Ganzes in meinem Zustand die nötige Aufmerksamkeit schenkte. Nicht nur am Darm oder bei der Krebszellenentfernung, nicht nur bei der Ernährung oder für das Massieren, nein, einfach als Ganzes. Wir redeten über den Krebs und das Verhalten der Krebszellen, aber auch über Themen der Lebensführung und der Lebensaufgaben. Er hatte die nötige Gelassenheit durch die Erfahrung mit ähnlich gelagerten Fällen, ich den absoluten Wunsch, mich da durchbegleiten zu lassen. Ich hatte nach all meinen Recherchen doch auch immer wieder medizinische Fragen, er konnte mir die Themen klar und verständlich erklären, sodass ich darauf wieder aufbauen konnte.

Ich bin aus diesem Arzttermin herausgekommen und wusste:

> **Ich habe eine Person gefunden, die in der Lage ist, mich ganzheitlich beratenderweise durch die gesamte Therapiezeit und danach begleiten zu können.**

Das war doch sehr sehr wichtig für mich und rundete meine Ansätze zur Lebensumstellung ab. Es war wie wenn ich den letzten Stein im Puzzle gefunden hätte.

Ich sah das erste Mal Licht über meine Krankheit. Es zeichnete sich ein ganzheitlicher Heilungsweg ab in dem ich der maßgebende Teil bin.

Ich konsultierte diesen Arzt dann auch wirklich regelmäßig während der gesamten Dauer der Chemo-Therapie und auch in der Zeit nachher. Ich hatte einen echten Lebensbegleiter.

Erst viele Jahre später sollte sich diese Sonderstellung in meinem Leben durch einen massiven Zwischenfall einstellen.

7. Phase: Der konsequente Weg zum Licht

Ich hatte nun einen vagen Begriff davon – ja so muss man es sagen – einen gerade eben vagen Begriff davon, dass es einen Weg aus der Krankheit für mich geben könnte. Damit war noch nicht klar wie genau das funktionieren soll, auch waren die Zweifel noch meterhoch.

Aber ich wusste, dass ich selbst, nur ich selbst das Kommando für meine Therapien, etc. in die Hand nehmen musste.

Noch am 23. Dezember hatte ich endlich den ersehnten Termin beim meinem Orthmolekularmediziner. Der Blutbefund war da. An etlichen Messstellen waren Normwertabweichungen festzustellen. Dort und da bekam ich eine Ernährungsempfehlung, ansonsten erhielt ich eine Reihe an Nahrungsergänzungsmitteln verschrieben. In weiteren zwei Monaten sollte wieder eine Blutmessung durchgeführt werden. Das war für mich ungemein beruhigend, denn schon in zwei Monaten sollte hier ein Erfolg messbar sein, wenn er sich einstellte.

Am gleichen Tag noch erhielt ich völlig unerwartet einen Anruf von meiner Jugendfreundin. Wir hatten uns Jahre nicht gesehen, die Beziehung selbst war überhaupt vor 15 Jahren vorbei. Umso mehr war ich über den Anruf erstaunt. Auch verwundert, dass sich meine Krankheit so weit herumgesprochen hatte. Es wurde ein langes Gespräch. Und es schoben sich mehrere Gedanken quer durch meinen Körper: Dass „gerade die" mich angerufen hat, legte mit aller Klarheit wieder einmal frei, dass ich mich in einem sehr ernsten – ja unmittelbar lebensbedrohlichen Zustand befand. In allen Knochen spürte ich, dass dieser Anruf mir das sagte. Nachdem die erste Starre wieder vorüberging, fand ich den Anruf aber unwahrscheinlich berührend. Das Gefühl, dass mich die da draußen nicht vergessen hatten, zumindest manche, baute mich ungemein auf. Es gibt doch noch Menschen, die mich am Leben sehen wollten.

Von meiner Dienststelle bekam ich als Weihnachtswunsch eine ganz besonders herzliche E-Mail sowie von ein paar Kollegen eine Weihnachtskarte. Sie alle bedeuteten mir nur, dass sie mich wieder im Dienst haben wollten. Das baute mich ebenfalls sehr auf in dieser Zeit.

Zu den Weihnachtsfeiertagen machte ich mich dann daran, meinen Weg durch die Krankheit etwas detaillierter zu zeichnen. Mit Jahresanfang 2005 sollte es so richtig perfekt losgehen:

Um meine **Ernährung** zu optimieren, startete ich jeden Tag damit, das Frühstück zu richten. Selbstgeflocktes Getreide, viel und wenn geht verschiedenes Obst dazu, Nüsse drauf und Leinöl. Da konnte es leicht sein, dass ich eine ganze Ananas allein verdrückte. Insgesamt sollten halt mindestens 2 Handvoll Obst dabei sein – am Tag wollte ich ja die 5 Handvoll schaffen und da muss man in der Früh beginnen. Als Getränk eine große Tasse Grüner Tee. Kein Zucker. Und die verschriebenen Nahrungsergänzer. Dieses Frühstück gab mir plötzlich ein ganz anderes Kraft- und Sättigungsgefühl als alles, was ich bisher gegessen hatte. War ich durch die Chemotherapie geschwächt, so hatte dies den Vorteil, dass ich nun viel unmittelbarer spürte, was mir gut tat und was schadete. Und dieses Müesli war gut. Oft schob ich vormittags oder nachmittags eine Apfelpause ein, wobei ich da einen Apfel in Spalten aß und dazu ein Glas gekühlter Sojamilch. Die Sojamilch hauptsächlich um den Einweißbedarf abzudecken. Insgesamt schaute ich, dass ich tagsüber verteilt so etwa 1-2l Sojamilch trank, in jedem Liter sind 36g Einweiß drinnen, mal 2 gibt 72g, passend für meine damals 72 kg Körpergewicht. Der Rest sollte über die festen Mahlzeiten kommen. Es gibt zwar auch viele andere Wege um auf die nötige Menge Eiweiß zu kommen, die meisten sind aber mit tierischen Fetten verbunden und die schieden wegen der gesättigten Fettsäuren aus. Auch verhinderte der konstante Eiweißpegel den Appetit auf Zucker, der vor allem zu Beginn der Ernährungsumstellung manchmal zu schaffen machte. Zu Mittag hatte damals meistens meine Frau gekocht, viel Gemüse und oft Fisch. Am Abend gab es wieder Obst, dazu mageres Joghurt oder mageren Hüttenkäse.

Erwähnen möchte ich hier noch die sogenannte „Öl-Eiweiß-Kost", die vor etlichen Jahren eine Ärztin im Schwarzwald entwickelt hatte (Johanna Budwig) und nach den Berichten damit alleine vielen Krebspatienten das Leben rettete. Ich kaufte mir sogar das Kochbuch, aber diese Kost war als ausschließliche nicht umsetzbar, zumal sie 5 Jahre konsequent durchgehalten hätte werden müssen. Anreize übernahm ich aber in meine Ernährungspläne.

Entgiftung:
Tagsüber schaute ich, dass ich so 2-3 l Wasser trank. Das mag zwar viel klingen, aber wenn man ständig einen Schluck in Griffweite hat und diesen auch nimmt, dann stellt sich bald ein immer wiederkehrendes Verlangen nach dem klaren Wasser ein. Und mit jedem Harnlassen ließ ich den Giftstoffen den freien Lauf aus dem Körper.

Nach meinem guten Frühstück brachte ich meine Tochter in den Kindergarten und führ dann wie erwähnt zweimal die Woche weiter zu meinem Heilmasseur. Er stellte die *Entspannung* sicher, hatte aber auch ein gutes Wissen über die, die in Graz gut sind Krebs zu behandeln und welche die es weniger gut konnten. Das hatte mir dann auch in vielen Situationen weitergeholfen.

Jeweils nach dem Mittagessen, dann wenn es draußen am lichtesten war, unternahm ich meinen Ein-Stunden-Spaziergang um meinen **Bewegung**sbedarf abzudecken als auch mein **seelisches Gleichgewicht** zu stabilisieren. Oft pausierte ich an einem Platz, wo mir ein umgelegter Baumstamm eine Sitzgelegenheit bot. Ich saß dann da, schaute den kleinen Berg hinunter. Ich ließ die Sonnenstrahlen in mich ein und versuchte ihre Kraft für mich nutzbar zu machen.

Öfters traf ich auch Freunde. Echte Freunde und nur solche. Es hat mir oft unwahrscheinlich viel Kraft gegeben, wenn jemand echten Anteil an meiner Krankheit, aber auch an meinem Gesundungsweg genommen hat. Manche Freunde sind da in Erscheinung getreten, die ich jahrelang zwar oft getroffen habe, aber nie einen engeren Kontakt hatte.

Andere wiederum kamen während der ganzen Monate nie auf die Idee mich anzurufen. Ich meldete mich dann ebenso nicht. Manche aber überschütteten mich mit Ratschlägen – das wollte ich auch nicht.

Der Rest der Zeit ging für die Familie auf. So gut ich konnte, versuchte ich mich da doch einzubringen: Ich brachte meine Tochter zu ihrem ersten Schikurs, ich ging öfters einkaufen, ich wickelte mein Söhnchen, ich richtete Frühstück und Abendessen.

Was ich jetzt noch brauchte, war Konsequenz und ständige Verfeinerung dieses Heilungsweges. Keine Ausnahmen, keine „Belohungen mit kleinen Sünden". Das durfte nicht passieren. Und es passierte auch nicht – ich wollte leben und hatte plötzlich keinen Schweinehund mehr in mir. Ich wollte wirklich nur am Leben bleiben!!!

Ein paar mal hatte ich noch einen Chemostoß zu verkraften, aber bei den Nummern 3-7 gab es keine Überraschungen mehr. Das Prozedere wiederholte sich jedes Mal auf die gleiche Art und ich war jedes Mal heilfroh wenn ich es überlebt hatte.

Mein „gesundes Leben" zeigte aber Wirkung: Die Chemo-Stöße versetzten mich zwar jedes Mal an den Rand der Abgrundes. Aber in den Phasen dazwischen erholte ich mich von Mal zu Mal besser. Ja ich spürte richtig, wie sich mein Körper neu aufbaute. Neue Kräfte flossen ein, neuer Lebensmut machte sich breit. Ich begann mich tatsächlich wieder wohl zu fühlen. Gerechnet habe ich damit, dass mich die Chemo-Stöße mehr und mehr auslaugen würden. Das Gegenteil stellte sich aber ein. Ich glaube, dieser Effekt war in erster Linie auf meine Lebensumstellungen zurückzuführen.

Ein elementares Ereignis fand für mich zwischen dem vorletzten und dem letzten Chemostoß statt: Meine Eltern hatten meine Tochter Victoria für ein paar Tage eingeladen, mit ihnen zum Schi fahren mitzufahren. Es sollte nach Rohrmoos bei Schladming gehen. Und da es gerade ging, fragten mich meine Eltern, ob ich auch mitfahren wollte. Ich willigte gerne ein, fuhr selbst mit dem Auto und hatte mit Vici ein eigenes Zimmer.

Beim Hinauffahren aber merkte ich, dass ich deutlich mit den Höhenunterschieden kämpfte. Einmal die Auf-/Abfahrt zum Gleinalmtunnel, dann der Schoberpass. So leicht schwindlig wurde mir da. So ganz ein wenig unsicher. Auch nach der Auffahrt nach Rohrmoos spürte ich das wieder, schließlich hatte ich da nun 1000m Seehöhe erreicht.

Am Folgetag hatte ich meine Tochter zu einem Schikurs angemeldet, schließlich hatte ich selbst nicht vor die Schier anzuschnallen, auch wenn ich sie sicherheitshalber mit hatte. Ich wollte mich durch Spazierengehen in der frischen Luft erholen, meine Tochter sollte derweil ihre Fahrkenntnisse verbessern. Bei ihrem ersten Kurs im Jänner hatte sie von den fünf Nachmittagen zwei verweigert und am letzten war nur das Rennen.

Doch daraus wurde nichts. Der Kurs war so heillos unorganisiert, dass die einen Kinder plärrten, andere irgendwohin mit ihren Schiern in die Gegend schoben und der Rest reihenweise aus einem Zauberteppich purzelte, dessen Einstieg etwas von einer Falltüre hatte und dessen Ausstieg durch einen nicht weggeschaufelten Eisklumpen verstellt war. Dafür wies die Piste eine so geringe Steigung auf, dass bei dem frühjährlich feuchten Schnee die Kinder keine Chance hatten vom Fleck zu kommen. Rudernde Armbewegungen zeugten von der Hilflosigkeit der Kleinen am nicht vorhandenen Abhang. Kurzum, noch vor der Mittagspause beendete ich den Schikurs für meine Tochter und bot ihr im Apartment meiner Eltern erstmal eines meiner selbstgekochten Bio-Mittagessen an.

Da die Sonne aber so gnadenlos schön vom Himmel schien, wollte ich meiner Tochter nun doch noch Schifahren bieten. Noch traute sie sich nicht selber auf der Piste und so schnallte ich tatsächlich meine Schier an und nahm sie zwischen meine Beine. Jetzt steh ich da, noch in der Chemotherapie, den Port-a-Chart noch eingepflanzt, geschwächt und so gehe ich den Schilehrer spielen. Mich überkam das „Ich-bin-im-falschen-Film-Gefühl", ließ mich aber in das Geschehen fallen und tat das, was meine mittlerweile Vierjährige wollte: Vorwärts fahren. Und es ging, nichts passierte, außer dass wir weiter kamen. Und so machten wir auch die ersten Schwünge und zogen dann auf der Geraden bis zum Sessellift. Der war natürlich ein Erlebnis für sich. Ein großer 6er-Sessellift und wir darauf. Noch einmal führen wir die ganze Piste zusammen hinunter und noch einmal ließen wir uns durch den Sessellift hochziehen. Beim nächsten Mal aber sagte sie auf einmal „Lass mich alleine" und sie kurvte heraus aus dem sicheren Halt zwischen meinen Beinen. Sie hatte es endgültig gelernt. Und ich habe es ihr beigebracht. Ja ich, der vor wenigen Tagen noch kaum seine eigenen Schuhe zubinden konnte. Ich, dem vor 3 Monaten sein fast sicheres Ende bald vorhergesagt worden ist. Ich, der wirklich auf dem Wege der Heilung sein könnte. Ich hab's ihr beibringen dürfen! Mir tränten die Augen vor Freude.

8. Phase: Die Erde hat mich wieder …

Auch am nächsten Tag – er war genau so prachtvoll wie der vorige – setzte ich das Fahren mit meiner Tochter fort. Allerdings – sie schaffte damals jeweils am Vormittag und am Nachmittag je ein bis zwei Abfahrten, dann war sie zu müde. Jetzt blieb mir noch Zeit und der Tag war unwahrscheinlich schön. Ober mir die Hochwurzen, nochmals ca. 1000m höher, aber eine Abfahrt die ich lieben würde. Gegenüber der Dachstein, eine Bergansicht von majestätischem Anmut. Ich gab mir einen Ruck und kaufte mir ein Ticket um auf den Gipfel zu kommen. Wieder überkamen mich die Gefühle, dass ich da ganz etwas Eigenes mache, Schi fahren während der Chemo-Therapie. Doch ich stieg in die Gondel ein und hoffte, dass mein Kreislauf nicht kollabieren würde. Schließlich hat mich ja schon ein langsamer Anstieg auf 800m fast aus der Bahn gebracht.

Da aber passierte etwas mit mir, für das ich eigentlich keine Erklärung habe: Mir hatte der schnelle Höhenunterschied nichts an, es war eigentlich wie immer, wenn ich Schi fahren ging. Ich stieg oben aus und fühlte plötzlich überhaupt nichts mehr von der Schwäche, die mich nun monatelang begleitete. Ich war wieder frei davon, ich konnte mich bewegen wie es mir Spaß machte. Mich kribbelte es in den Füßen um die Abfahrt zu beginnen. Es war unglaublich.

Doch vorsichtig, vor allem wegen dem Herzkatheder, schwang ich die Piste hinunter und hatte dabei keinerlei Probleme. Ich genoss die Abfahrt.

Kurz vor dem Ende der Abfahrt, dort wo es schon wieder ganz flach geworden war, hielt ich dann einen Moment inne. Ich schaute genau den Dachstein an und er fesselte dermaßen meinen Blick, dass ich ihn nicht loslassen konnte. Er kam mir vor wie eine große steinerne Macht. Viel mächtiger, als dies Menschen je sein können. Mächtig und ewig. Ich war noch immer im Bann dieses Anblicks und da stieß ich ihm gegenüber den Wunsch aus gesund zu werden, dass ich geheilt werde. Das mag jetzt etwas überdreht klingen, aber es war genau so. Plötzlich durchfuhr mich ein ganz angenehm warmer Zug durch den Bauchraum. Mich insgesamt umwickelte ein sehr angenehmes Körpergefühl, sodass es mir ein paar Tränen aus den Lidern drückte.

Ich verharrte noch eine Weile, setzte mich dann aber mit einem guten, vertrauensvollen Gefühl in Bewegung. Es war so, als ob ich wieder den Kontakt zu den Kräften der Natur aufgenommen hätte. Wieder zu einem Teil der Natur geworden war und wieder meine Wurzeln gefunden hätte. Die Erde hat mich wieder …

Ich fühlte, dass ich mich nun lange abseits meiner selbst bewegt hatte, jetzt aber wieder meine Spur gefunden hatte. Mir ging es einfach gut. Ich war demütig dankbar in diesem Augenblick.

Nach ein paar Stunden war es Abend und wir saßen alle zusammen am Esstisch des Apartments. Es war schon sehr dämmrig, aber gerade so, dass man noch nicht unbedingt Licht einschalten musste. Plötzlich sprang Victoria auf, schaute zum Fenster hinaus und fragte, wer denn da draußen das Licht eingeschaltet hätte. Das ganze Zimmer war plötzlich hellrot durchflutet und klarerweise suchte auch ich den Grund dafür. Ich begab mich ebenfalls zum Fenster und sah… Der Dachstein war in stärkstes Alpenglühen gehüllt. Die ganze riesige Wand, das ganze Massiv war blutrot. So wie ich das noch nie gesehen hatte. Die ganze Macht des Berges schien mir noch einmal einen Gruß auszurichten.

Zurück in Graz musste ich noch den siebenten und letzten Stoß Chemotherapie über mich ergehen lassen. Einmal noch.

Wieder Schlecht-Sein, wieder Todesangst. Wieder ließ ich mir nach 48 Stunden den Schlauch aus dem eingesetzten Herzkatheder unter dem rechten Schlüsselbein herausziehen. Das war's. Endlich fertig. Müde, aber es ist erledigt. Aber Freude kam dennoch keine auf. Es fühlte sich eher so an: Eigentlich glaube ich, dass ich wieder gesund bin, aber wer glaubt mir das und darf ich mir da wirklich selber vertrauen? Auch standen da noch zwei bildgebende Diagnoseverfahren an.

In erster Linie musste ich mich in dieser Phase aber um mein Immunsystem kümmern, denn bekanntermaßen ist das erste halbe Jahr nach dem Absetzen der Chemo-Therapie am gefährlichsten. 50% der Rückfälle fallen in diese Zeitspanne, der Rest verteilt sich dann auf die folgenden 4½ Jahre mit fallender Tendenz.

Dazu hatte ich mir schon vor ein paar Monaten etwas gefunden. In einem meiner Bücher war ein Link auf ein paar Kliniken in Deutschland, die mit sanften Mitteln Krebs bekämpften. Ich rief bei dessen Dachverband an und erkundigte mich nach einer ähnlichen Möglichkeit in Österreich. Und sieh da, man konnte mir tatsächlich eine Adresse nennen, nämlich die ProLeben-Klinik in Innsbruck-Igls. Ich nahm dorthin den Kontakt auf und bekam ein Prospekt mit Zusendung der Behandlungsverfahren sowie den Anmeldeformalitäten. Und das war offensichtlich ein Volltreffer. Eine Vielzahl genau der Verfahren, die ich aus dem Buch „110 wirksame Behandlungsmöglichkeiten bei Krebs" sowie aus anderen Quellen gelesen hatte, fanden sich dort wieder. Nur jeweils so geballt wie das im Privatumfeld nie zu verabreichen möglich gewesen wäre. Die Klinik selbst war damals neuübernommen und in dieser Art erst ein paar Monate in Betrieb.

Ich hatte mich da schon vor Wochen angemeldet und auch einen Zuschuss von der Krankenkasse sowie meiner privaten Zusatzversicherung bewilligt bekommen.

Am vierten April sollte ich also am Nachmittag in Innsbruck sein. Es war ein wunderschöner Tag und ich traute es mir sogar zu, selbst mit dem Auto dorthin zu fahren. Um etwa 3:00 Nachmittag kam ich an und stand vor einem alten tiroler Haus, das nichts, aber schon gar nichts von einem Krankenhaus hatte. Die Leute waren alle sehr freundlich, am liebsten gleich per du. Kaum einer hatte einen weißen Kittel an. Der Speisesaal unterschied sich kaum von dem eines Landgasthauses, die Gänge waren schmuckreich und die Zimmer in Pastellfarben ausgemalt. Das Haus war zuvor einmal ein Hotel gewesen und so sah es auch aus. Ich wurde auf mein Zimmer gebracht und fand mich in einem hell-grünlichen Raum mit einem Doppelbett, einem Tischchen, ein Fernseher und einem eigenen Balkonteil wieder. Der Blick ging genau hinüber zur verschneiten Nordkette, ich sah die Seegrube und das Hafelekar. Ein traumhafter Blick. Die Schwester, die mir mein Zimmer gezeigt hatte, öffnete noch eine Tür in eine kleine Kammer mit einem Stockbett. „Wenn ihre Familie einmal zu Besuch kommen mag, habt Ihr hier alle Platz", sagte sie dann. Das war ein so schönes Angebot, dass ich mich hier gleich sehr wohl fühlte. Die Schwester ging und ich konnte mich ganz nach Belieben in meinem Zimmer ausbreiten. Die Zimmertüre war von innen versperrbar, sodass ein Maximum an Privatsphäre gewähr-leistet blieb. 3 Wochen sollte ich hier nun verbringen und das konnte ich mir ab dem Zeitpunkt wirklich gut vorstellen.

Sogleich rief ich meine Frau Gerrit zu Hause an und berichtete ihr von meiner schönen Bleibe. Und dass, wenn ich nicht schon gesund bin, ich hier sicher einen großen Schritt vorwärts kommen würde.

Sie erzählte mir von Nikolaus, meinem Sohn, der mittlerweile 1½ Jahre alt geworden ist und schon sehr mobil war. „Er hat ein Bild von Dir gefunden und lässt es seit Stunden nicht mehr aus. Es ist schon ganz verknüllt, aber er lässt es nie los". Das hat mich so gerührt. Wieder bekam ich eine Bestätigung dafür wie sehr ich am Leben festhalten sollte.

Zum Abendessen ging ich dann in den Speisesaal und wurde an den schönsten Platz des ganzen Raumes verwiesen. Er war wie gesagt wie der Gastraum eines Landgasthauses. In der Mitte befand sich ein Tisch, auf dem zudem eine Menge leckerer, aber sehr gesunder Sachen schön und buffetartig angerichtet waren: Obst, Vollkornbrot, Aufstriche, verschiedene Nusskerne, … Am rechten Rand befanden sich zudem eine Teebar und ein Basen-suppentopf zur Selbstentnahme. Am linken Rand war eine Art Theke, dahinter unmittelbar und ohne Absperrung die Küche. Diätkuche stand auf einem Schild am Eingang, aber das kann man sich dennoch als Geschmackküche vorstellen.

Neben mir nahm ebenfalls ein Neuankömmling Platz. Ein Mann, etwa 55. Er war hager und braungebrannt. Genauer betrachtet war sein Gesicht eingefallen und er tat sich bei jeder Bewegung schwer. Aber er hatte dennoch schalkhafte, feurige Augen und so erkannte ich das erst am zweiten Blick. Er stellte sich herzlich als Gerhard vor. Mit dem werde ich hier auch noch Spaß haben, war das erste, was mir durch den Sinn ging. Der Spaß verging mir aber, als er seine Geschichte erzählte. Prostatakrebs hatte man an ihm diagnostiziert. Er hatte sich aber in der Karibik befunden, ausgestiegen sozusagen, und dort erkannte man das nicht so schnell. Und zurück in Wien war er am AKH und da hatte man ihm bestenfalls noch sechs Wochen Überlebenschance gegeben. Mit oder ohne Chemo, denn die würde seine Leber nicht mehr vertragen, dazu waren die Metastasen schon viel zu weit fortgeschritten. Und dann striff er über sein Sweatshirt und zeigte mir wie seine Leber schon unter dem Rippenbogen hervorquoll. Die Leber hatte mindestens die 3-fache Größe des Urzustandes. Mir blieb der Atem stecken. Ich erkannte, dass ich da jemanden im absoluten Endstadium vor mir hatte. Ich war geschockt. Gleichzeitig wollte ich das nicht zeigen und außerdem mochten wir uns irgendwie vom ersten Augenblick an. Auch waren wir beide gleichermaßen erstaunt und erfreut wie dieses Krankenhaus positiv auf den Patienten wirkt, wie sehr wir uns hier wohl fühlten und froh waren, diesen Platz gefunden zu haben. Es war einfach nicht die Stimmung für ein Anteilnehmen am schweren Leid, sondern einfach der Start einer Freundschaft.

Am nächsten Tag in der Früh unterhielten wir uns dann über die Therapiepläne, die wir jeweils ausgehändigt bekommen hatten. Hyperthermie, Reiki, Akupunktur, Infusionen, Psychotherapie usw., usw. standen da am Programm. Dadurch, dass ich mich ja mittlerweise in die Krebsthematik intensiv eingelesen hatte, konnte ich deuten um was es da ging und erklärte Gerhard, was da gemacht werde und wie die einzelnen Therapien wirken. Es gefiel ihm und er freute sich auch, dass er da jemanden hatte, der ihn ein wenig dort unterstützen konnte, wo die Ärzte doch ein wenig Zeit hatten.

Beide ließen wir uns voll auf die Therapien ein und da außer der kurze Stich beim Anlegen der Infusionen (in erster Linie hochdosierte Vitamine) auch nichts Unangenehmes dabei, konnte man fast von einem Genießen sprechen.

Gerhard hatte gleich zu Beginn einen Termin beim Klinik-Leiter, meiner war erst in der zweiten Woche. Er erzählte, dass ihm dieser zwar bestätigt habe, dass er in einer schlimmen Verfassung sei, aber er habe schon schlimmere Fälle gehabt und in 2-3 Wochen schaue die Welt schon sehr viel besser aus. Jetzt konnte auch ich nicht mehr fassen, was da vor sich ging. Krebs, die Geißel der Menschheit, heißt es, und da tut einer so, als ob das nicht viel was anderes wäre als eine harmlose Grippe. Was war das hier? Habe ich bisher alles falsch gedacht? Nochmals setzte Gerhard eines drauf, als er nach weiteren 2 Tagen wieder eine Untersuchung hatte. „Der Flieger setzt schon zum Starten an" zitierte er die neuerliche Befundung des Klinikleiters und schmunzelte dabei siegessicher. Wieder wusste ich nicht, in welcher fantastischen Welt ich mich hier befand. Ich konnte aber selber nicht leugnen, dass es meinem Gegenüber sichtlich besser ging.

So lief es Tag für Tag. Ich genoss meine Behandlungen, zwischendurch konnte ich kleinere oder größere Spaziergänge am Hochplateau von Igls machen. Ich fühlte mich wirklich wohl und von Tag zu Tag wohler. Auch, weil die Gifte der Chemotherapie begannen, meinen Körper zu verlassen, aber gleichfalls weil mir die Behandlungen hier einfach gut taten. Die angenehm wärmende Hyperthermie, das Handauflegen beim Reiki, die völlige Entspannung bei der Klangschalenmassage, die Vitamininfusionen, die kräftigende Ernährung und auch die angenehme Atmosphäre im Haus insgesamt. In Summe waren damals keine 15 Patienten da, das ständige Betreuungsteam umfasste etwa 10 Personen. Man kannte bald alle und es war wirklich familiär.

Mein Sitznachbar Gerhard begann plötzlich große gesundheitliche Sprünge zu machen. Die Leber schrumpfte, das war sogar von außen zu sehen. Er konnte sich wieder viel leichter bewegen und Appetit bekam er auch wieder. Der Klinikleiter schien tatsächlich Recht zu behalten. Diese schnellen Erfolge beflügelten Gerhard förmlich und das beschleunigte nochmals seinen Gesundungsprozess.

Bei mir waren nun die letzten Zweifel verschwunden, ob alternativmedizinische Methoden wirklich etwas bewirken können. Ganz im Gegenteil, da gibt es noch eine Menge von Verfahren, die der schulmedizinischen Konkurrenz zumindest ebenbürtig sind. Genutzt werden sie halt seltener und der Zugang ist nicht so leicht.

Es war einfach unglaublich was da geschah. Oft und oft redeten wir an unserem Essensplatz darüber. Keiner konnte so recht glauben, was da vor sich ging, obwohl wir es beide miterlebten. Am Ende der drei Wochen begann ich ganz ein wenig wieder zu laufen. Gerhard erfuhr die Lebensfreude pur, setzte sich ins Auto und fuhr nach Innsbruck zum „Shopen". Einmal kam er komplett neu bekleidet zurück. Auch unternahm er kleinere Spaziergänge. Seine schon erwachsenen Kinder kamen zu Besuch und waren so etwas von überrascht den todkranken Vater wieder so lebendig zu sehen, die verstanden schon gar nicht, was sich hier abspielte.

In den vielen Gesprächen, die ich mit Gerhard hatte, versuchten wir immer wieder diesen Erfolg zu verstehen. Dass es weit mehr Medizin als Schulmedizin gibt, das war uns beiden gleichermaßen klar. Aber noch etwas ist uns aufgefallen: Wir schauten einmal so in die Gesichter der anderen Mitpatienten und stellten fest, dass wir beide eigentlich die einzigen waren, denen man noch die Lebensfreude ansehen konnte. Die Lebendigkeit in den Augen, den Pfeffer im Arsch. Der Pfeffer im Arsch, der gehörte offenbar unbedingt auch dazu, wenn man gesunden wollte.

Nach drei Wochen war für mich die Zeit für einen Abschied gekommen, Gerhard wollte seinen Aufenthalt für noch unbestimmte Zeit fortsetzen. Seine Tumorwerte waren vom 400fachen aufs 40fache gefallen, zum Normalwert hin war aber noch ein schönes Stück zu tun. Wir blieben aber in Kontakt und sollten uns im folgenden Jahr auch noch öfter sehen.

Wieder zu Hause befand ich noch einzig meinen Port-a-Chart als störend. Funktional als auch optisch störend. Ich beschloss, diesen operativ entfernen zu lassen. Auf der Klinik in Graz hatte man mir massiv abgeraten. Wenn ich noch einmal eine Chemotherapie benötigen würde, dann ist dieser Katheder schon gesetzt, sagte man mir. Zumindest für die nächsten beiden Jahre sollte ich das Ding unter meiner Haut lassen oder im allergeringsten Fall für ein halbes Jahr. Damit ich ihn wenigstens während der hochkritischen Phase noch hätte.

Mitnichten. Da ich privat versichert bin, war ich zum Glück in der Lage, die Operation selbst zu organisieren. Ich suchte mir einen Chirurgen. Er sollte mir den Herzkatheder herausnehmen und er willigte ein. Es war ein kleiner Schnitt mit lokaler Betäubung, ein Ruck und schon war ich frei davon. Für ein paar Minuten war noch die Wunde zu stillen, das war es. Ich hätte den Port-a-Chart als Andenken gewaschen mit nach Hause nehmen können, doch ich lehnte dankend ab.

Nun waren zwei Narben auf meiner Vorderseite mit Narbensalbe einzucremen, aber bis zum Sommer sollten die schon einigermaßen außentauglich sein.

Jetzt war es Zeit an meinen Wiedereintritt in mein Berufsleben zu denken. Acht ganze Monate war ich jetzt schon weg von meinem Arbeitsplatz. Zwei Wochen sollten es noch werden, dann fühlte ich mich stark genug zu starten. Ich besorgte mir einen kleinen Camping-Kühlschrank, der alternativ auch mit 230V betreibbar war. Darin wollte ich jeweils mein mitgenommenes Mittagessen frisch halten, die Kantine sollte mich nicht mehr sehen. Einen Kaffeekocher dazu, dass ich mir am Platz meinen grünen Tee kochen konnte. So konnte es gehen, ich konnte meine gesunde Ernährung auch im Arbeitsleben weiter fortsetzen. Obst und Nüsse wären hauptsächlich meine Mahlzeit, Wasser und Sojamilch zu Trinken.
Es kam der schönste Arbeitstag den ich je hatte: Ich war so dankbar, dass ich nach den über 8 Monaten wieder ins Erwerbsleben eintreten konnte. Seit 4 Monaten wurde mir nur mehr das Kran-

kengeld überwiesen. Das war einerseits um rund 1000,- € weniger als mein Gehalt, andererseits kam ich mir irgendwie als ausgehalten vor. Es war kein Gehalt, für das man eine gewisse Leistung von mir erwartete und das man mir dann aber vertragserfüllend auf mein Konto überwies. Nein. Ich musste jeden Monat einen Antrag stellen. Unterschriften brauchte ich, faxen musste ich. Erst dann bekam ich meine Almosen. Und kein Weihnachtsgeld. Kein Urlaubsgeld. Und in weiteren 3 Monaten wäre auch damit Schluss gewesen. Sozialhilfe! Nur mehr die Sozialhilfe hätte mir dann zugestanden. Oder vorzeitige Pensionierung. Mit 39. Ausgeschlossen aus der Gesellschaft. Abgestempelt und auf mich allein gelassen. Vielleicht auch noch ausgegrenzt. Ich, und wohl auch noch meine Familie.

Von dieser Straße bin ich aber gerade noch weggekommen. Meine Dienststelle hat mich zudem großartig unterstützt. Ich wurde herzlich wieder empfangen. Sehr herzlich. Von den Vorgesetzten aber auch von vielen Kollegen. Eine betriebliche Organisationseinheit ist doch auch mehr als nur eine Funktionsstruktur. Es denken, fühlen und handeln die Menschen und das hatte sich bei meinem Wiedereintritt so deutlich gezeigt. Ich konnte es kaum fassen.

Die erste Zeit war dennoch schwer. Die Kräfte waren noch ein wenig endlich und abends und vor allem am Freitag spürte ich das doch deutlich. Aber es ging. Und es war Mai. Da halfen mir die Feiertage, immer wieder eine Pause einzulegen. Auch Urlaub hatte ich noch genug und so konnte ich auch das eine oder andere Mal einen Ruhetag einlegen.

Ende Juni veranstaltete ich dann ein Fest, an dem ich alle meine Wegbegleiter durch die Krankheitszeit einlud: Ärzte, Freunde, Familienmitglieder, andere. Es war ein Fest des Friedens und der Dankbarkeit, ein großer Abschluss für alle, die mit mir gefühlt und gelitten hatten. Ein Dank an die Freunde, die mich unterstützt hatten, die mich einfach nicht alleine gelassen hatten. Ein Dank an den Schwiegervater, der uns finanziell unterstützt hatte, ein Dank an meine Eltern, die sich anboten die Kinder zu übernehmen. Ein Dank an die Menschlichkeit an meiner Dienststelle, ein besonderer Dank an meine Frau, deren Leben selbst am massivsten von allen durch meine Krankheit betroffen war. Sie hatte nicht nur die Sorge um mich, sie hatte auch die Sorge um die eigene Existenz.

Auch Gerhard war eingeladen und er kam. Gegen 21:00 Uhr, frisch wie das Leben selbst. Ich war selbst ungeheuer erstaunt wie gut es ihm ging. Drei Monate nach seinem vorausgesagten Tod spielte er wieder Tennis und verführte Frauen wie eh und je.

Leider konnte er in weiterer Folge seinen gesundheitlichen Höhenflug nicht halten, er fühlte sich schon ganz gesund und brach alle Therapien ab. Das verzieh ihm sein Körper nicht und ein ¾ Jahr später holte ihn der Krebs wieder so ein, dass er ihn letztlich doch nicht überlebte. Trotzdem war seine Geschichte ein unwahrscheinlicher und bemerkenswerter Erfolg der Krebsbehandlung.

Der Sommer kam und damit auch die Frage nach der Urlaubsgestaltung. Aber eigentlich brauchte ich da nicht mehr viel überlegen, das war ja längst entschieden. „Papa, wenn Du wieder gesund bist, fahren wir wieder ans Meer!" hat mir meine Tochter schon vor Monaten gesagt. Und seit dem ist – ich glaube – kein einziger Tag vergangen, an dem sie nicht von Valalta geredet hatte. Valalta, das war der Campingplatz an dem wir voriges Jahr waren. Das liegt in der Nähe von Rovinji auf Istrien. Dort war das Meer.

Ich war schon einigermaßen unsicher ob das eine gute Idee sei. Ob ich die Hitze schon so vertragen würde? Was ist, wenn ich zusammenklappe? Habe ich dort ausreichende medizinische Hilfe? Wie schaffe ich die Fahrt? Damit die Kinder zumindest einen Teil im Schlaf erlebten, mussten wir in der Nacht weg. Schafft das mein lädierter Darm? Letztlich überwandt ich die Ängste und wir packten die Campingsachen in unseren VW-Bus. Und Bekannte fuhren zur gleichen Zeit, zur Not konnten die uns helfen.

Mulmig war es mir, als wir uns um etwa 4:00 Uhr in Bewegung setzten. Der Bus voll bis oben hin, die Kinder hatten wir im Schlaf in ihre Kindersitze gelegt. Gleichzeitig Freude. Freude, dass ich mich wieder frei bewegen konnte. Freude, dass ich wieder an die Sonne und ans Meer durfte. Wir passierten die slowenische Grenze, nochmals wurde es mir etwas mulmiger. Ab Marburg beruhigte ich mich wieder ein wenig, ab Laibach hatte ich dann doch wieder etwas das Gefühl weit weg und verloren zu sein. Wir überquerten die Karstflächen und irgendwie machte sich dann wiederum eine gewisse Wurstigkeit über die Entfernung nach Hause breit. Die Freude wuchs im gleichen Ausmaß. In Koper nahmen wir die Abzweigung zum kroatischen Grenzübergang. Ich sah das Schild mit dem oval eingefassten HR und konnte meine Tränen kaum mehr unterdrücken. Kroatien ist fast erreicht. Nur mehr ein paar Kilometer. Ich habe es fast geschafft. Fast tat ich mir schwer, die Augen wieder scharf zu bekommen. Ich war vor Freude außer mir. Immer schneller kam die Grenzstation auf uns zu. Warten hatten wir auch nicht all zu lange müssen und in einer weiteren Stunde standen wir an der Einfahrt zum Campingplatz.

Als ganz geschafft empfand ich es, als wir am Meerwasserpool saßen, bei einem dort gebrauten, köstlichen Bier. Ich musste alle umarmen, die mit mir am Tisch saßen. Ich bin tatsächlich wieder „am Meer". Auch für meine Tochter war ich jetzt offenbar aus der Gefahrenzone. Sie wurde ab dem Zeitpunkt spürbar entspannter und fröhlicher. Ihr Papa war wieder ganz da wo er vorher war. Ich empfand ganz intensiv, dass sie mich jetzt ganze 10 Monate durch meine Krankheitszeit gezogen hatte. Ganz zielsicher und mit vollem Vertrauen. Jetzt sind wir beide am Ziel angekommen. Das hätte ein Erwachsener – glaube ich – nie so schaffen können.

Der Krebs als Quelle meines neuen Lebens

Nach vielen Monaten war ich nun endlich wieder dort, wo ich hingehörte. Ganz dort? Eigentlich nicht. Die Ereignisse sind nicht spurlos an mir vorübergegangen. Will ich eigentlich auch gar nicht. Die Erfahrungen der Krebserkrankung haben tief geschürft. Und sie haben auch einen reichen Schatz an Selbsterfahrung mit sich gebracht. Auch eine Fülle an neuen Erkenntnissen. Und einen Körper, der einen Teil einbüßen hat müssen. Das kann man auch nicht leugnen. Ich bin also als ein anderer aus der Krankheit herausgekommen, als der der ich hineingegangen bin. Eine Metamorphose, sowohl in geistiger als auch in körperlicher Hinsicht.

Es waren viele Schmerzen mit dem Krankheitsverlauf verbunden. Und noch viel mehr Ängste. Todesängste. Sie werden jetzt meinen, ich will das nur möglichst hinter mir sehen. So ist es aber nicht. Die Zeit beinhaltete auch einen Reichtum für mich, den kaum ein anderes Jahr in solcher Fülle hatte: Menschliche Begegnungen, Freude, eigene Lebenserkenntnisse, eigenes Stärkegefühl, Selbstvertrauen. Das wäre in keinem anderen Zusammenhang so massiv gekommen. Ich sage zwar nicht, dass ich froh bin den Krebs gehabt zu haben, aber ich sage schon, dass ich die Erfahrungen, die damit einher gegangen sind, nicht missen möchte. Der Krebs ist einfach ein Stück meines Lebens, ein Stück, das ich aber nie vergessen will.

Als allererstes bleibt einmal ein unglaubliches Gefühl an Dankbarkeit. Jeder Tag, jeder Moment des Lebens ist ein kostbarer. Ich bin für jeden Tag dankbar. Auch wenn er auf den ersten Blick vielleicht nicht so rosig erscheinen mag. Er hat seinen Sinn für mein Leben und mein Leben hat seinen Sinn für mich. Die größte Dankbarkeit empfinde ich, dass ich meine Kinder doch erwachsen werden erleben kann. Das klingt vielleicht so banal. Aber selbstverständlich ist das nicht. Sie sind ein Teil von mir, ein Teil der mich in die Ewigkeit zu bringen startet. Und ich kann, ja darf da dabei sein. Ich darf ihnen den Weg zeigen, nach dem sie mich fragen.

Aus der Erkenntnis was wirklich wichtig ist, schauen auch die vielen Alltagsprobleme viel kleiner aus als bisher. Oft sind sie beim zweiten Blick gar nicht so bedeutsam, wie sie zu erst ausschauen. Außerdem habe ich nach der Krankheitserfahrung viel mehr Vertrauen. Vertrauen, dass ich es schaffen kann. In Summe ist einfach auch das Selbstbewusstsein gestiegen.

Die Erfahrungen zeigten mir aber auch, dass viele Ereignisse einfach passen müssen. Einfach passen, wenn etwas so oder so ausgehen soll. Manches ist beeinflussbar, manches aber auch nicht. Oft ist es notwendig einfach zu vertrauen. Einfach zu vertrauen, dass das, was passiert schon so passt. Bin ich auf der einen Seite gelehrt worden, wie viel möglich ist, auch dort noch, wo die Spezialisten schon sagen, dass gar nichts mehr geht, so ist es andererseits auch die Erkenntnis, dass man manches einfach annehmen muss wie es geschieht. Ich ziehe daraus viel mehr Gelassenheit als ich sie früher je hatte. Das hilft mir in so vielen Lebenssituationen.

Zu guter Letzt bleibt mir auch noch ein unglaubliches Körpergefühl. Ich kann unmittelbar in mich hineinhorchen, ja jedes Organ extra fühlen, wenn ich will. Und ich treibe auch viel Sport, sodass ich mich auch locker und kraftvoll empfinde.

Im Alltag hat sich natürlich auch einiges geändert:
Ich setze mein gesundes Leben auf allen Linien fort. Dort und da war es ein wenig schwierig, es in den Betriebsalltag zu integrieren, aber letztlich habe ich eisern konsequent daran festgehalten. Das ist auch notwendig so. Ich esse nach wie vor meine austarierte Ernährung aus dem Bioladen, ich betreibe mindestens 3x die Woche Sport und versuche die Wochenenden aktiv für eine Freizeitgestaltung in der Natur zu nutzen. Mittlerweile können hier auch schon meine Kinder mit, anfangs war das auch noch sehr schwierig. Besondere Naturerfahrungen wie mit dem Dachstein konnte ich bei Wanderungen machen, die mich oft auch in hochalpine Bereiche brachten. Mich hat es seit vielen Jahren dort hingezogen,

jetzt weiß ich aber, dass ich das unbedingt für mein Gleichgewicht brauche und lasse mich kaum davon abhalten.

Das Leben zu verändern, oder neu auszurichten bedeutet aber auch manchmal seinem Umfeld aufzustoßen. Es ist nicht selbstverständlich, dass das Umfeld den neuen Weg so einfach akzeptiert. Vor allem wenn das soziale Umfeld von festen Verdrahtungen gekennzeichnet ist. Auch Verständnis kann man nicht immer erwarten, auch wenn es nachvollziehbar um Überlebensfragen geht. Konflikte sind vorprogrammiert, teils unterschwellig, teils offen. Das scheint unvermeidbar, auch wenn man sich noch so bemüht, die eigenen Freiheiten nicht auf Kosten anderer auszuleben.

So fühle ich mich heute als einer, der seinen Weg gefunden hat, der große Dankbarkeit für das Gesamtkunstwerk des Lebens verspürt und für einen reichen Erfahrungsschatz aus der schweren Erkrankung. Manchmal verspüre ich aber auch, dass Steine nach mir geworfen werden, Steine von meinem Umfeld, das sich darin nicht wiederfinden kann. Steine, die manchmal auch so hart treffen, dass ich von meinem Weg abzurutschen drohe.

Ich befinde mich jetzt über 4 Jahre nach der Diagnosestellung Krebs. Nach meinen Prognosen sollte ich schon längst nicht mehr unter den Lebenden sein.

Ich hoffe, dass ich Ihnen meine Erfahrungen nutzvoll für Sie weitergeben konnte. Ich hoffe, Ihnen mitteilen zu können, auf wie vielen Ebenen man daran arbeiten kann, den Krebs zu überwinden. Und dass es auch für scheinbar ganz hoffnungslose Fälle noch reale Chancen gibt. Ich hoffe vor allem, dass in diesem Buch nutzvolle Unterstützung dabei ist, damit Sie Ihren Weg in und aus der Krebs-Krankheit finden.

In dem Sinne wünsche ich Ihnen an dieser Stelle alles Gute!

Literaturverzeichnis

Dr. Thomas Kroiss
Heilungschancen bei Krebs

Johanna Budwig
Krebs – Das Problem und die Lösung
Öl-Eiweiß-Kost

Dr. Ulrich Strunz
Frohmedizin
Geheimnis Eiweiß

Prof. Dr. I. Elmadfa, W. Aign, Prof. Dr. E. Muskat,
Dipl.oec.troph. D. Fritzsche
Die große GU Nährwert Kalorien Tabelle

Dr. med. György Irmey, Dr. phil. Anna-Luise Jordan
110 wirksame Behandlungsmöglichkeiten bei Krebs

Prof.Dr.med.Richard Béliveau, Dr.med. Denis Gingras
Krebszellen mögen keine Himbeeren

O. Carl Simonton
Auf dem Wege der Besserung

Internetadressenverzeichnis

Biologische Krebsabwehr:
www.biokrebs.de

Proleben-Klinik in Innsbruck-Igls
www.prolebenklinik-igls.at

Weitere Literatur- und Adressverweise finden sich in den genannten Büchern selbst